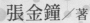
張金鐘／著

癌症的最終解答

首部曲

18年探索找到最佳的保健食品

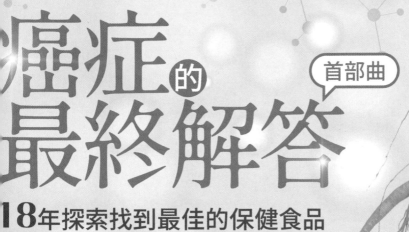

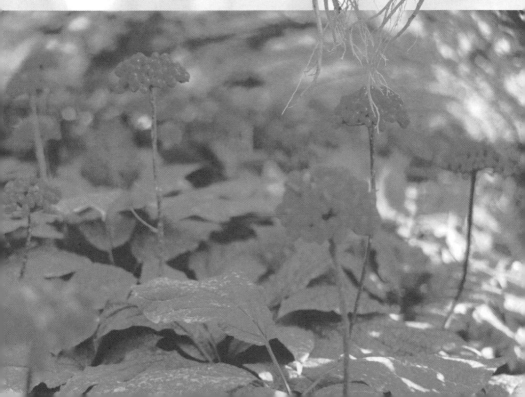

自序

癌症統計：病人被「三支毒箭」射中

統計顯示，癌症病人連續中了三支毒箭：第一支毒箭「身病」，癌症的病情複雜，治療不易。第二支毒箭「心苦」，病人心中有無限的痛苦、恐懼、憂愁、忿恨與絕望。第三支毒箭，接近「死亡」，約 50%病人活不過五年。衛福部統計，五年整體癌存活率 50.88％（追蹤至 2017 年）。因此癌患希望找到一個能夠同時解決「身病、心苦與死亡」的整體醫學。

16 歲開始，尋找四大醫學領域「精華」

我 16 歲遭遇一場劫難，跟癌患一樣被「身病、心苦與死亡，三支毒箭」射中，從此不停的尋找良醫良藥，拼命閱讀宗教書籍，拜訪大師、高人、隱士，修學各門派的治病及解脫生死之道。踏入社會後，依然病苦不斷，除了自己尋找良醫，同事與客戶也常推薦我一堆療法、產品、功法與信仰，而我來者不拒。我接觸及使用過的醫藥、信仰、身心靈修練不計其數。數十年來，一直在「科學、傳統、自然、信仰」四大醫學領域中，尋找解決身病、心苦與死亡的方法。

成立癌症協會，尋找「世界第一的癌症療法與最佳產品」

2001 年台灣工研院發明一種震撼醫界的新產品：「21世紀癌症新剋星‧人蔘皂苷 Rh2」。Rh2 吸引我加入推廣行列。加入前我寫下人生目標：「我要為癌症病人，找到世界第一的癌症療法與最佳產品，幫助病人獲得身心靈健康及喜悅。」在 Rh2 這火紅產品吸引下，2002 年我與一群癌症醫護菁英，在台北成立生技公司與癌症協會。公司與協會聚集了大量的癌患、護理師、營養師、中西醫師、生技業者。因緣俱足的情況下，我展開「世界第一的癌症療法與最佳產品」的探索。

歷盡艱難，終於找到，「世界第一的癌症療法」

癌患遭受「身病、心苦與死亡」多重打擊，然而醫師只能治療「身病」，無法治療「心苦與死亡」。世界第一的癌症療法究竟在哪裡？我遍尋各種療法，一直找不到。想不到，就在我灰心喪志之時，靜心瀏覽佛經，忽然領悟佛法真義：「獨步古今，最偉大的醫學竟然是佛法」。

佛說，我說的法，就是一門醫學。一門根除生老病死苦的無上醫學。佛說，世間良醫能治「身病」，佛法能治「心苦和死亡」，所以佛法與世間醫學，互攝互補就是「根除生老病死苦的無上醫學」。如佛在《醫喻經》說：

「汝等當知，如世良醫，知病識藥……如來①……亦復如是……為眾生說，而令斷除生法②、苦本③。生法斷故，而老病死憂悲苦惱，諸苦永滅。」在《奈女耆婆經》說：「佛告耆婆④，汝宿命⑤時，與我約誓，俱當救護天下人病。我治內病⑥，汝治外病⑦。」在《別譯雜阿含經》說：「世醫所療者，唯能治四大⑧……雖差⑨病還發，亦復不免死。如來無上醫，所可療治者，拔毒盡苦際，畢竟離生死，終更不受苦。」

〔註解〕①如來：佛的十種稱號之一。②斷除生法：不再投胎出生的法門。③苦本：生死輪迴乃苦的根本。④耆婆：印度神醫。⑤宿命：前世。⑥內病：心病。眾生有無量心病，以無明、我執、貪瞋痴作代表。⑦外病：身體的病。⑧四大：身體。身體由地（固態）、水（液態）、火（熱能）、風（氣態）四大組成。⑨差：痊癒。

簡單說，佛教醫學的治癌綱要為「四大醫學領域精華聯手治癌」，簡表，詳本書末頁。所以治癌第一步，首先要把病情給控制下來。也就是必須先找到西醫與中醫之「精華」聯手。西醫精華在大醫院裡，中醫精華在中藥裡。

中藥「精華」，能彌補西醫的缺點和不足

西藥是人工純化物，特色是一種藥，治一種病。中藥是天然混合物，特色是一個複方，全身調理，而且同

7

樣一種中藥，可以預防疾病的發生，疾病發生之後也可
用來治病。因此，西醫是以毒攻毒的「矛」，但殺死癌細
胞的同時會對人體造成創傷，破壞免疫機能，讓殘存的
癌細胞伺機坐大，復發機率高。中藥「精華」是強化五
臟六腑，修護受傷組織器官，幫助身體擁有足夠防禦
力、自癒力的「盾」。尤其某些植物成分，能消除癌症的
「共犯結構」、「腫瘤微環境」這正是提升療效、防止癌
症復發的最佳武器。因此中西醫「精華」聯手，攻防兼
備，就能獲得最佳療效。韓國黃聖周癌症醫師說：「治癌
重點不在減少癌細胞，而要先提升免疫力。要戰勝癌
魔，先打造最好的免疫系統。」

產銷合作，終於打造出「最佳的中藥精華」

　　癌症中藥「精華」有兩種：一中醫師中藥、二生技
保健食品（中藥材組成）。許多癌患及醫師也努力在保健
食品中尋找最佳癌症產品，但他們大多作出了錯誤選
擇。因為保健食品的作用機制複雜，而且假借權威、偽
裝、造假的現象十分普遍。例如癌症希望基金會，進行
了「癌症病友使用保健食品大調查」（詳附錄），顯示癌
友使用的，大多是無效的、不對症的或有害身體的產
品。

　　18 年來我們付出極大的時間、金錢與心力，長期市
調、代理產品及臨床追蹤觀察，並在研發及行銷的共同
努力下，終於打造出最佳的癌症保健食品：新一代稀有

人蔘皂苷複方（簡稱新一代人蔘皂苷、人蔘皂苷）。它是全球癌患夢寐以求的珍品，然而醫界尚缺乏「可行的癌症中藥」許可辦法（詳，第 5 章）故此產品被歸類為食品。既然法令稱它為食品，為了遵守法令，本書不談某品牌之功效，只談植物成分之功效，而此複方的品名、廠商、研發人都加以隱藏。

新一代人蔘皂苷的功效

大量的科學研究及臨床觀察證實，新一代人蔘皂苷，具有五大功效：一降低化療、放療副作用。二增加西醫治療功效。三降低癌症復發機率。四提升生活品質。五延長存活期。

使用時機，①治療前：補強正氣，通暢經絡，再接受西醫治療效果更佳。②正在做西醫治療的病人：能減少化、放療的副作用、提升治癌功效。③已做完西醫治療的病人：能修護受傷的組織器官、強化免疫機能、防止癌症復發。④各種治療皆無效之病患：能改善生活品質，或與腫瘤共存，或延緩病情進展。

除了癌患，新一代人蔘皂苷，亦能幫助正常人作為預防癌症、延年益壽之用（詳，第 4 章）；還能幫助糖尿病人，提高胰島素分泌、控制血糖與保護腎臟功能（詳，附錄 4）。當然任何產品使用上都有禁忌！請看「第 4 章，使用注意事項」。

新書，癌症的最終解答

　　書名《根除身病、心苦與死亡的無上醫學：癌症的最終解答》，二版改書名為《佛教醫學：根除生老病死苦的無上醫學》此書已經上市。此書依據佛陀教導（佛經原文）結合醫學、科學理論及大量證據，以癌症為例，從醫學角度作陳述。簡介如下：

一、詳解「癌症的成因，及根除」

　　全球醫界至今不知道「癌症的成因，及根除」，導致病輕的有救，病重的只能暫時控制。本書結合佛經、醫學與科學研究，詳細解答「癌症的成因，及根除」。這是史上第一本把「癌症的成因，及根除」作正確與完整解說的醫書。今後人們就能從病因源頭阻斷癌症，而預防癌症發生，及大幅提升癌症治癒率。

二、「苦的真諦，及解除」

　　憂愁、痛苦、恐懼、忿恨與絕望是癌症惡化的主因。為何同樣受苦，有人想自殺，有人卻很快樂？因為苦樂會隨內心思維而轉變！此書以眾多經文，引導讀者「轉煩惱成菩提」。只要每天花兩小時，聞思修佛法，很快就能消除大半憂苦。因為你已經打開信心門、找到生命的意義、解開心結，
　　「法喜」源源不斷流露出來。結果，大澈大悟改變自己的生活習慣、思考方式，改善身體內在環境，讓癌

細胞無法生存。

三、詳解「死亡解藥」

　　只要專心修持佛法，即使只剩最後一口氣，也能「活著」往生淨土世界，解脫生老病死憂悲惱苦，得到永恆的幸福快樂。當您知道真實的自我，離開了肉體反而活得更快樂、更幸福，您還要如此恐懼、擔心嗎？結果，不畏懼死亡，反而遠離死亡。如佛在《過度人道經》說：「若其人壽欲終時，我①即與諸菩薩阿羅漢②，共飛行迎之。即來生我國③，則作阿惟越致菩薩④，智慧勇猛……悉皆洞視徹聽，見知八方上下去來現在之事。……自知前世所從來生億萬劫時⑤，宿命善惡存亡⑥，現在却知無極⑦。」

〔註解〕①我：無量壽佛（阿彌陀佛）自稱。②菩薩阿羅漢：菩薩與阿羅漢都是聖人。③我國：無量壽佛的淨土世界。淨土又稱佛國。④作阿惟越致菩薩：往生淨土便成不退轉菩薩，也就是之後會一直修行直到成佛。⑤知前世所從來生億萬劫時：知道自己億億萬年來無數次生死輪迴的所有經歷。劫，星球成住壞空的週期。⑥宿命善惡存亡：知道自己過去世所從事的善惡行為，知道自己在六道輪迴的遭遇。⑦現在却知無極：從現在到遙遠的未來，會發生甚麼事都知道。

目 錄

第 1 章　尋找最佳的癌症保健食品

1. 台灣發明「21 世紀癌症新剋星，人蔘皂苷 Rh2」專利製程

　　傳統醫藥無法治好我的病，所以我一直在尋找新產品。2001 年得知，台灣工研院生物醫學工程中心 CWM 博士領導研究的團隊，領先全球發明「21 世紀癌症新剋星，人蔘皂苷 Rh2」的專利製程。此項專利是以「酵素水解法」將 Rh2 產量提升 500 倍以上，成為全球最先進的 Rh2 生產技術。過去 Rh2 一公克高達五萬美元，今日 Rh2 不再是遙不可及的抗癌明星。CWM 博士的團隊前後得到兩項專利：一「人蔘皂苷 Rh2 專利」中華民國專利證書發明第 I 243681 號、二「人蔘皂苷 CK 專利」中華民國專利證書發明第 I 295994 號。

　　2001 年 5 月 CWM 博士準備離開工研院，自行籌組公司生產 Rh2 抗癌配方，我便前往新竹聆聽 CWM 博士的創業說明會。聽完 CWM 博士演講，我當下決定加入 Rh2 複方推廣行列。同年 9 月 Rh2 複方以癌症保健食品的面貌上市。博士把 Rh2 總代理權交給台中 SR 公司（簡稱 Rh2 總代理）。我主動到 Rh2 總代理應徵業務。總代理問我，你為什麼主動來我公司上班？我回答：「我來這裡的目的，是要推廣最佳的好產品。如果 Rh2 是第一名的產品，我就會在這裡上班，如果 Rh2 不是第一名的產品，我就會離開你們。」當時我是南山人壽保險公司績

效優良的區經理。為了推廣 Rh2 業務，我把南山工作交給助理負責。

2. 為了推廣 Rh2 複方，我到台北成立公司與協會

2002 年 3 月 Rh2 總代理，授權我在台北成立分公司（圓山捷運站旁，酒泉街 29 號）。我們台北分公司聘請具有癌症臨床經驗的護理師擔任公司的諮詢護理師，不久便由表現傑出的護理師擔任總經理。由於公司成員多數是護理師，因此形成獨具特色的「癌症護理諮詢團隊」。接著成立中華民國身心靈健康關懷協會，並邀請知名的中西醫師加入協會。我們大約每三個月舉辦一次癌友會，邀請 CWM 博士，暨中西醫師蒞臨演講。我們的癌患人數愈來愈多，很快的辦公室容納不下，便搬遷到劍潭捷運站 2 號出口正對面（台北市基河路 26 號、28 號，七星農田水利會二樓）。此時我們經常舉辦「癌友會」、「公益講座」、「免費能量醫學檢測」、「公益素描課程」、「公益休閒活動」整個護理師團隊就是癌患的好朋友，協會如同癌患第二個家。（詳「中華民國身心靈健康關懷協會網站」）

3. Rh2 發表會，轟動全台，吸引大量癌患自動上門

2003 年 3 月 9 日國醫節，Rh2 總代理在台中全國飯店舉辦 Rh2 人體實驗、動物實驗、體外凋亡實驗、毒性實驗的發表會，到場的中西醫師將近 200 人。第二天經媒體發布，震撼整個醫界。大量癌患紛紛來電訂購 Rh2。電話從早到晚連續三個月沒有片刻中斷。我們終於擁有大量的癌症病人，有了病人便開始擔心 Rh2 的功效如何？病人吃後能改善病情嗎？這一切都需要時間來證明。

4. 當年我們推廣的療法：西醫＋Rh2 複方＋自我健康管理

　　在 CWM 博士指導下，我們宣傳「中西醫整合抗癌」的理念。「中」指中藥，也就是 Rh2 中藥複方。我們主張西醫治療同時搭配 Rh2 一起使用。我們邀請中西醫師舉辦公益講座，全台共有近百位中西醫師加入 Rh2 推廣行列。

　　除了西醫＋Rh2 複方。我們的護理師擅長「衛教」，也就是提供癌患包括醫療、飲食、運動、生活作息、環境、心理等各方面的教導與諮詢，引導他們做好自我健康管理。為推廣這些理念，我們出版《全方位癌症照護指南》此書多年來一直廣受歡迎。簡單說，我們當時推廣的療法就是：西醫＋人蔘皂苷複方＋自我健康管理。

5. 為找出最佳產品，我在癌患、業務、醫師，生技業間不停訪查

　　誰是最好的癌症保健產品？每家業者都把自己的產品包裝得非常完美，看不出任何缺點。我的任務就是要拆解、看穿他們的真面目。

（1）調查至少 30 多種癌症保健食品
　　當時市面上約有 10 家老牌具有知名度的保健食品，許多癌患都是先吃過老牌的產品感覺不滿意，才來吃人蔘皂苷。因此我要求護理師必須協助我調查癌患使用各家產品的反應與功效。護理師也常在早會、私下討論病人吃哪些保健食品的功效。合作的中醫師也使用多種抗癌中藥與保健食品，也是我請益的對象。
　　我不停的拜訪生技公司、參加研討會、生物科技展。因為我們的「癌症護理諮詢團隊」形象口碑很好，又在捷運站出口交通很方便，因此一堆業者都希望我們代理他們的產品。我跟癌症病人、同業負責人、客服人員、業務員經常往來。我調查、吃過至少 30 多種抗癌產品。有的還自費買來給護理師試吃，包括來自世界各國的產品，因此我大略了解他們的功效及真假。

（2）比較市售稀有人蔘皂苷產品

　　Rh2 轟動後，市場馬上出現許多宣稱含 Rh2 產品。我拜訪台灣規模最大的人蔘製品公司。老闆帶我參觀他的工廠並為我解說製程。他們採集整株人蔘，包含根莖葉花果，然後放進一台機器直接提煉為成品。我看完後便知道他的產品叫人蔘總皂苷（人蔘粉），並非對外宣傳的含 Rh2 成分 20％。另外我接洽多家韓國人蔘廠商，只有一家產品針對癌症。我受邀參加他們規模盛大的發表會，令人遺憾的是，韓國博士的知識淺薄，演講內容只有美麗形容詞，沒有關於產品成分、製程、藥理解說與案例分享。

　　我蒐集多家號稱含 Rh2 產品，請 CWM 博士檢測。CWM 博士說：台灣市面目前有 20 餘種人蔘皂苷產品。經過精密分析後，發現一家韓國製品含有低濃度的稀有人蔘皂苷 Rk1、Rg3、Rg5，有 4 個產品含少量稀有人蔘皂苷，大部分是人蔘的參鬚與莖葉所提煉價格低廉之人蔘總皂苷也就是人蔘粉。其實我們的產品，含有眾多中藥成分與製程秘密，並非只有 Rh2。因為我們只宣傳 Rh2，同業便宣傳它的產品 Rh2 含量高達 20％、40％、70％。

（3）代理 19 種一般性保健食品

　　為了滿足員工與客戶要求，我公司代理 19 種一般性保健食品，包括：藍藻（螺旋藻）、蜂膠、益生菌、烏金石水（礦物能量水）、納豆激脢、月見草、葉黃素、葡萄

籽、蜂王乳、蔓越莓複方膠囊、蜂王乳軟膠囊、葡萄籽
複方膠囊、月見草軟膠囊、鯊胺靈活錠、鮭魚油軟膠
囊、補鐵維他錠、葉黃素、膠原蛋白、黃金果寡糖等。
這些保健食品，都有獨特的保健功效，但無法同時具備
「癌症輔助治療的五大功效」因此不推薦作為癌症保健
食品。

6. Rh2 複方功效如何？第一代滿懷信心，第二代灰心挫折

　　人蔘皂苷的製程、配方經過無數次改良。從療效上來說，大略可分為四代。第一代讓我們滿懷信心。第二代讓我們很灰心。第三代反敗為勝。第四代（新一代）贏得最佳口碑。第一、第二代的原料配方由 CWM 博士的中國夥伴提供。第三、第四代的原料配方由 CWM 博士自行引進研製。說明如下：

第一代人蔘皂苷 Rh2：大家充滿信心

　　Rh2 上市，第一批自中國引進的原料配方，我推薦給三位癌患使用，他們使用後精神、體力明顯改善，我們滿懷信心。但是第一批產品數量很少，無法了解真正功效。

第二代人蔘皂苷 Rh2：多數癌友反應不佳

　　第二批自中國引進的原料配方，適合的癌患比例突然變少，而且還常聽到病人，吃後口乾舌燥、便秘、失眠等上火現象。Rh2 複方突然變得很燥熱，這時正是 Rh2 最轟動，癌患人數最多的時期。此時癌患雖然很多，但回購率卻很低，配合的醫師也反應 Rh2 太溫補而紛紛離去。Rh2 發表的人體實驗、動物實驗都是以第二代人蔘

27

皂苷所做的實驗。由於人蔘皂苷反應不佳，最後導致
Rh2 總代理與 CWM 博士終止合作。

7. 代理，人蔘研究所，經「健康食品」認證的 人蔘皂苷複方

終止合作前，Rh2 總代理告訴我，中國 XX 人蔘研究所擁有最好的 Rh2 複方技術。於是我於 2004 年 12 月 7 日搭機前往大連拜訪 XX 人蔘研究所，XXX 所長，透過我的牽線，Rh2 總代理引進 XX 人蔘研究所的 Rh2 複方。這產品後來還榮獲台灣食藥署的「健康食品」許可證。

但我們發現癌患使用 XX 人蔘研究所的 Rh2，普遍過於溫補。對產品滿意度低，而且每一批產品的顏色不一樣、口味不一樣，我要求改善卻得不到正面回應，因此便與 Rh2 總代理終止合作。

8. 代理，藥品級中藥抗癌成分的「第三代人蔘皂苷複方」

　　與 Rh2 總代理終止合作後，我自行成立新公司。我拜訪人蔘皂苷 Rh2 研發人 CWM 博士，當時博士因為 Rh2 反應不佳，被 Rh2 總代理終止合作及大量退貨下，身心遭受強烈打擊而情緒低落。我問 CWM 博士：為什麼 Rh2 複方，剛開始時反應還不錯，到後來卻變不好？CWM 博士帶著憂傷、生氣的語氣說：我相信 XXX（中國合作夥伴），但他沒有技術，連一台 HPLC 檢測儀器都沒有。他亂搞原料配方，提供給我第一批原料配方是好的，第二批以後的原料配方卻有問題。他把我的信譽都毀了。

　　我回想多年來與 CWM 博士互動，每次舉辦癌友會博士主講都是盡心盡力，面對癌友提問總是據實回答，沒有誇大不實情形。我私下多次給他車馬費或紅包他都拒收，因此我相信 CWM 博士的品德為人。我便與博士洽談他自行研發的「第三代人蔘皂苷」代理權。「第三代人蔘皂苷」採用眾多「藥品級中藥成分」組成。所謂「藥品級中藥成分」指這種中藥成分已被提煉為「增效減毒」的癌症西藥。

9. 代理，通過三年人體實驗的「香茅醇複方」

　　這時我公司已經代理「第三代人蔘皂苷」。同時，先前接洽的另一家產品「香茅醇複方」也已經完成三年人體實驗準備上市。「香茅醇複方」由台灣最知名的 XXX 中藥廠，轉投資之 XX 生技公司研發。「香茅醇複方」在中山醫學大學附設醫院採「雙盲、隨機分配與對照安慰劑的人體臨床試驗」，涵蓋了 105 名包括乳癌、大腸癌、直腸癌、胃癌、肺癌、口腔癌與咽喉癌等中晚期癌症病患。完成了為期三年的人體臨床實驗，實驗結果證實香茅醇複方與放療、化療藥物合併使用，證明不降低放化療功效，並能顯著延緩白血球、嗜中性白血球、助手 T 細胞及自然殺手細胞之下降，能有效改善噁心、味覺異常、手腳麻木及聽力減退等化放療的副作用，以及能增進放療、化療功效，避免病人感染。

　　這是全國唯一依照衛生署新醫療技術法規，經人體臨床試驗倫理委員會審查通過的實驗，並榮獲第四屆國家新創獎。「香茅醇複方」這麼用心且嚴謹的做實驗，目的是為了成為國家許可的「癌症輔助治療劑」，但「癌症輔助治療劑」在政策曝光後沒多久，在醫界顧及自身利益的反對之下，便無端消失了。

　　從香茅醇複方採用的中藥材與多項科學實驗，我們認為它已經具備「癌症輔助治療的五大功效」包括：①

能降低放療、化療副作用。②能增加西醫治療功效。③
能降低癌症復發機率。④能提升癌患生活品質。⑤能延
長癌患存活期。因此在我們積極爭取下而獲得總代理
權。

10.「第三代人蔘皂苷複方」與「香茅醇複方」正面決戰

　　「人蔘皂苷」與「香茅醇」複方，正面對決，當年招牌設在劍潭捷運站 2 號出口正對面，見下圖：

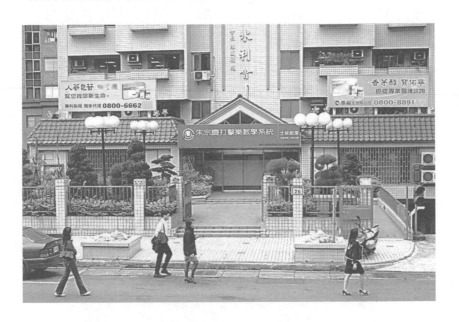

　　2005 年 11 月我們同時擁有「第三代人蔘皂苷」與「香茅醇複方」的總代理權，兩大品牌同台競爭，正面決戰，到底誰的功效比較好呢？

　　由於投資及生產「香茅醇複方」的 XXX 中藥廠品牌

形象台灣第一，且價格只有人蔘皂苷的一半。加上我們
大力推薦，因此不僅新上門的癌友吃「香茅醇複方」，原
來吃人蔘皂苷的多數癌友也改吃「香茅醇複方」。「香茅
醇複方」藥性溫和，不寒不燥，癌友吃後無任何負面反
應。除了少數不喜歡香茅醇的味道外。

　　但是癌友使用一段期間後，卻又紛紛回頭改吃人蔘
皂苷。從癌友訂購情形，清楚地顯示香茅醇的功效遠不
及人蔘皂苷。這情況看在香茅醇公司眼裡也無言以對。
我們要求香茅醇公司改良配方提升功效，但他們表示配
方已經在實驗中認證過了，無法再改變。我們花費一年
多時間，從接洽到舉辦大型實驗發表會、出版新書《抗
癌新境界：香茅醇複方的功效》、架設網站、行銷 DM、
產品包裝設計、舉辦癌友會，到各大醫院舉辦說明會等
等，花費很多的時間心力與金錢，而這一切都泡湯了。

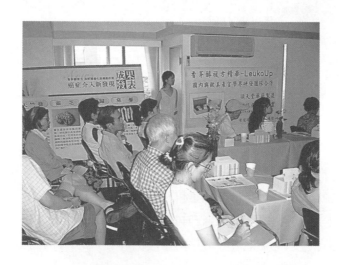

稀有人參皂苷 Rh2【媒體報導】

● 報紙報導

❖ 剪報來源：90年4月9日_聯合報　　　　　　❖ 剪報來源：94年6月22日_聯合晚報

抗癌新希望 紅參

大陸學者研究證實 但是萃取困難 人參皂成武分 可抑制癌細胞增殖

中藥 改善化療副作用

人參萃取物皂苷RH2 減緩噁心、嘔吐等症狀

❖ 剪報來源：91年11月9日_台灣新生報　　❖ 91年11月7日_中時晚報

人參皂苷能抑制癌細胞轉移

人參皂苷Rh2 比紫杉醇強

❖ 剪報來源：91年11月6日_中華日報

國內臨床研究證實 人參皂苷Rh2抗癌 獨愛癌症病患的恩人食證密惠

35

11.「第三代人蔘皂苷複方」大勝，但偏溫熱，我要求改良產品

　　當時天氣很熱，許多癌友使用「第三代人蔘皂苷」一段時間後便出現口乾舌燥、嘴巴破的上火現象。我到台北榮總探視上火的癌友，心中便決定，這次無論如何都要請 CWM 博士改善這個問題。我請公司護理師彙整上火反應的癌友病歷。準備好了，便邀請 CWM 博士、護理師與中醫師，大家一起開會研商。CWM 博士逐一閱讀癌友病歷，並詢問護理師該名癌友的現況，博士聽完護理師一個又一個的病歷報告後，終於深切體認到必需馬上解決上火問題。

　　CWM 博士回去後，日夜苦思對策，很快便找出引起溫熱、上火的各種原因。為了去除溫熱成分，還把一台兩千多萬的儀器給燒壞了。透過改變製程、調整配方，終於成功解決溫熱、上火問題。此時的人蔘皂苷已經調整為補洩兼顧，藥性介於溫熱與寒涼之間，成為熱而無燥，寒而無過，寒熱適中，得其中和的處方。改良後的「新一代稀有人蔘皂苷複方」，簡稱「新一代人蔘皂苷」、或「人蔘皂苷」。

12. 改良後「新一代人蔘皂苷」，為我已知最佳的保健食品

　　2007 年起，人蔘皂苷不斷獲得癌友的肯定與讚賞。此時回購率大幅提升，慕名而來的癌患不斷增加。公司與協會欣欣向榮，我們的員工最高達 20 多人。2010 年 4 月我作夢也想不到，合作夥伴背叛。我身心俱疲，宣布退休，把公司交給他人，解散所有員工，關閉所有網站。自己一人前往中國佛教道場雄獅瀑布休養身心。在人生最失意時刻，我聞思修佛法。纏繞在心頭 30 多年的佛法疑惑、盲點逐一破除。此時心中豁然開朗，我終於明白佛法的真義，終於找到「死亡解藥」。我信心歡喜，想要尋找及推廣「世界第一的癌症療法與最佳產品」的熱忱再度充滿心頭。

　　2012 年 8 月我從中國回到台灣，發現人蔘皂苷在沒有任何推廣之下，癌友依然持續訂購人蔘皂苷。人蔘皂苷改良至今 10 多年，許多癌友依然健在，人蔘皂苷持續獲得好評。我接觸保健食品 30 多年，未曾看到一種高價產品，能夠長期吸引客戶主動購買，今日人蔘皂苷做到了。因為如此，讓我覺得我有這個使命，寫書推廣這個產品。我要讓癌友知道，也要讓當年力挺卻又失望而去的醫師知道，雖然人蔘皂苷上市前幾年令人失望，但產品經不斷改良後，便顯現出真正的功效。

　　新一代人蔘皂苷商品包裝標示為「人蔘、黃芪、雲芝、刺五加提取物」所含的特定成分如下：

①　稀有人蔘皂苷 CK ＋ Rh2 ＋ Rh3 ＋ Rg3 ＋ Rg5 ＋ Rk1 ＋ Rk2＋ PPD ＋ PPT ＋ F2 等 10 種（所有具有抗癌活性的稀有皂苷全都包含在內）

②　人蔘多醣、雲芝多醣。

③　中藥萃取物：黃芪皂苷，黃芪多醣，刺五加皂苷，刺五加多醣。

　　Rh2 是最早的抗癌焦點，隨後證實 Rg3+Rg5+Rk1 的抗癌活性不輸 Rh2。而 CK 抗癌活性又勝過所有皂苷，最後證實 10 種稀有人蔘皂苷，與黃芪、雲芝、刺五加多種中藥，加在一起人體吸收最好，抗癌效果也最好。

第 2 章　稀有人蔘皂苷的科學研究與臨床試驗

（以下的科學報告由 CWM 博士提供）

　　稀有人蔘皂苷在全球擁有大量的科學研究與臨床實驗，包含肺癌、大腸直腸癌、肝癌、乳癌、胃癌、膀胱癌、攝護腺癌、黑色素瘤、食道癌、卵巢癌、鼻咽癌、胰臟癌、子宮頸癌、星狀細胞瘤、神經膠質瘤、血癌、多發性骨髓瘤、小兒急性骨髓性白血病……等。由於篇幅有限，摘錄幾則近年報告，供癌友參考。

1. 降低化療、放療副作用

（1）〔人蔘皂苷 Rg3 聯合化學治療對年長非小細胞肺癌的治療效果觀察〕2011 年新鄉醫學院期刊。50 位年長的非小細胞肺癌病患隨機分成 2 組，對照組採用常規 GP 化療（Gemcitabine+Cisplatin）。實驗組除了常規化療之外服用人蔘皂苷 Rg3。治療 2 個療程後檢視病人的免疫抑制與血球抑制以及病人的生活質量。研究結果顯示，服用人蔘皂苷 Rg3 的病患 CD4/CD8 以及天然殺手細胞數量比治療前高，與單獨採用化療的對照組比較明顯高出許多。研究結果證明人蔘皂苷 Rg3 具有免疫增強活性、減少白血球降低現象並且能提升癌友的生活質量。

2011年新鄉醫學院期刊

人參皂苷Rg3聯合化學治療對年長
非小細胞肺癌的治療效果觀察

50 位年長的非小細胞肺癌病患隨機分成2組，對照組採用常規GP化療（Gemcitabine+Cisplatin）。實驗組除了常規化療之外服用人參皂苷Rg3。治療2個療程後檢視病人的免疫抑制與血球抑制以及病人的生活質量。

研究結果顯示，服用人參皂苷Rg3的病患CD4/CD8以及天然殺手細胞數量比治療前高，與單獨採用化療的對照組比較明顯高出許多。

研究結果證明人參皂苷Rg3具有免疫增強活性、減少白血球降低現象並且能提升癌患的生活質量。

Observation of ginsenoside Rg3 combined with chemotherapy as adjuvant treatment for elder non-small-cell lung cancer patients

来自知网

♡收藏　ウ引用　批量导出

作者 CL Jin , XG Kou , ZH Miao

摘要 Objective To observe cellular immune function and side effect of ginsenoside Rg3 combined with gemcitabine plus cisplatin(GP) regimen for non-small-cell lung cancer(NSCLC).Methods Forty patients with stage ⅢB-Ⅳa NSCLC of aged person were randomly divided into GP adding ginsenoside Rg3 group(observation group) and GP group(control group),twenty in each group.After two cycles,the cellular immune function,the level of vascular endothelial growth factor(VEGF) and the side reaction were evaluated.Results The improvement of CD4/CD8 ratio and natural killer cell positive ratio in observation group was higher than that before treatment and it was higher than that in control group(P0.05).The levels of VEGF in two groups were decreased as compared with that before treatment(P0.05).After treatment,the VEGF levels and incidence of toxicity leucopenia in observation group were lower than those in control group(P0.05).Karnofsicy scale was improved in observation group(P0.05).Conclusion Ginsenoside Rg3 combined GP regimen was safe in treatment of elderly NSCLC.Ginsenoside Rg3 capsules can decrease the occuring of leucopenis and improve cellular immune function and the patient's quality of li ▪ 收起

出版源 《Journal of Xinxiang Medical College》 , 2011
关键词 ginsenoside Rg3 / non-small-cell lung cancer / vascular endothelial growth factor
被引量 0

（2）〔人蔘皂苷聯合替吉奧、順鉑化療治療晚期胃癌的臨床療效〕2015 年臨床合理用藥第 5A 期，48 頁。200 名晚期胃癌病人接受手術治療後，隨機分成 2 組，每組 100 人。實驗組病人除了採用替吉奧與順鉑化療之外另外食用人蔘皂苷 Rg3。對照組病人單獨採用替吉奧與順鉑化療。研究人員觀察癌症病人的近期療效、遠期療效與不良反應情況。研究結果顯示，人蔘皂苷聯合替吉奧、順鉑化療治療晚期胃癌效果優於單純化療，血清血管增生因子降低，不良反應降低，患者生存時間長。

2015年 臨床合理用藥第5A期， 48頁
人參皂苷聯合替吉奧、順鉑化療治療晚期胃癌的臨床效

200名晚期胃癌病人接受手術治療後， 隨機分成2組， 每組100人。實驗組病人除了採用替吉奧與順鉑化療之外另外食用人參皂苷Rg3。對照組病人單獨採用替吉奧與順鉑化療。 研究人員觀察癌症病人的近期療效、遠期療效與不良反應情況。 研究結果顯示，人參皂苷聯合替吉奧、順鉑化療治療晚期胃癌效果優於單純化療，血清血管增生因子降低， 不良反應降低，患者生存時間長。

· 48 ·　　　　臨床合理用藥 2015 年 5 月第 8 卷第 5A 期　Chin J of Clinical Rational Drug Use, Mar 2015, Vol. 8 No. 5A

· 用药研究 ·

人参皂苷联合替吉奥、顺铂化疗治疗晚期胃癌的临床效果观察

魏朝辉，张文军，赵艳明，唐立环，王磊，陈涛

【摘 要】 目的 观察人参皂苷联合替吉奥、顺铂化疗治疗晚期胃癌的临床效果。方法 将 200 例晚期胃癌患者随机分为观察组和对照组各 100 例。观察组给予人参皂苷联合替吉奥、顺铂化疗。对照组给予替吉奥、顺铂化疗。治疗后，观察 2 组近期疗效、远期疗效、不良反应情况和术前、术后第 1、3、6 个月血清血管内皮生长因子（VEGF）水平。结果 观察组有效率、疾病控制率均高于对照组（$P < 0.05$）。2 组 5 年生存率差异无统计学意义（$P > 0.05$）。观察组平均生存时间和中位生存时间均长于对照组（$P < 0.01$）。术前、术后第 1、3 个月，2 组血清 VEGF 水平差异无统计学意义（$P < 0.05$）。观察组术后 6 个月血清 VEGF 水平低于对照组（$P < 0.05$）。2 组不良反应发生率差异无统计学意义（$P > 0.05$）。结论 人参皂苷联合替吉奥、顺铂化疗治疗晚期胃癌的临床效果优于单纯化疗，患者生存时间长，且不增加不良反应，值得临床推广应用。
【关键词】 胃癌，晚期；人参皂苷；替吉奥；顺铂；化疗
【中图分类号】 R 735.2 【文献标识码】 A 【文章编号】 1674-3296(2015)05A-0048-03
doi: 10. 15887/j. cnki. 13-1389/r. 2015. 13. 034

　　（3）〔人蔘皂苷 Rg3 改善接受肝動脈栓塞（TACE）病人之治療成效〕2015 年腫瘤學誌第 26 期 42 頁。肝動脈栓塞（TACE）是用來治療無法通過手術治療或對其他療法沒反應的肝癌。TACE 為一種緩和療法，用來控制腫瘤生長的速度並縮小腫瘤。TACE 有許多副作用，接受 TACE 治療同時食用稀有人蔘皂苷 Rg3 之肝癌友者的存活期明顯延長。患者接受治療後的副作用也明顯降低。疲乏現象減輕，膽紅素升高現象減緩，白血球與血小板抑制也明顯降低。

2. 強化免疫力、提升骨髓造血功能

（1）〔人蔘皂苷 Rg3 聯合西藥治療對肺癌友者術後輔助治療臨床探討〕2014 年遼寧中醫大學學報，第 5 期。湖北荊門市第一人民醫院胸心外科對 100 例原發性肺癌病人進行手術與術後化療。50 例病人採用常規化療，另 50 例病人採用人蔘皂苷 Rg3 聯合常規化療。結果顯示，採用稀有人蔘皂苷 Rg3 聯合西藥化療組病患的白血球降低現象獲得改善，免疫學指標也獲得改善。

2014年遼寧中醫大學學報， 第5期
人參皂苷Rg3聯合西藥治療對肺癌患者術後輔助治療臨床探討

湖北荊門市第一人民醫院胸心外科對100例原發性肺癌病人進行手術與術後化療。
50例病人採用常規化療，另50例病人採用人參皂苷Rg3聯合常規化療。 結果顯示，
採用稀有人參皂苷Rg3聯合西藥化療組病患的白血球降低現象獲得改善， 免疫學指標
也獲得改善。

第16卷 第5期　　　　　　　辽宁中医药大学学报　　　　　　　Vol. 16　No. 5
2014 年 5 月　　　JOURNAL OF LIAONING UNIVERSITY OF TCM　　　May，2014

DOI：10.13194/j.issn.1673-842x.2014.05.076

人参皂苷Rg3联合西药治疗对肺癌患者术后辅助治疗临床探讨

刘亚州,董家寿,易军,柳亚奎
（湖北省荆门市第一人民医院胸心外科,湖北 荆门 448000）

摘 要：目的：探讨人参皂苷Rg3联合西药治疗对肺癌患者术后辅助治疗的临床效果。方法：选择我院2010年3月—2013年2月收治的100例原发性肺癌术后患者作为研究对象,其中,对照组50例患者采用常规化疗治疗,而观察组50例患者采用人参皂苷Rg3联合西药进行治疗,比较两组患者的治疗效果。结果：治疗后,观察组白细胞减少患者有31例,占62.0%,明显低于对照组患者（$p<0.05$）,提示人参皂苷Rg3能够有效保护机体的造血功能,降低化疗中的不良反应。而且观察组患者的细胞免疫指标CD_4/CD_8比值、NK细胞的阳性率均较对照组患者出现了明显改善,组间差异具有明显统计学意义（$p<0.05$）。结论：人参皂苷Rg3联合西药化疗对肺癌的术后辅助治疗中具有较佳效果,可以明显降低化疗引起的血液毒副作用,有利于患者的预后,值得临床应用。
关键词：人参皂苷Rg3；肺癌；化疗
中图分类号：R734.2　　文献标志码：B　　文章编号：1673-842X(2014) 05-0199-03

4

　　（2）〔人蔘皂苷 Rh2 抑制人類卵巢癌細胞增長以及體內試驗對順鉑的輔助效果〕1991 年抗癌藥物期刊。人蔘皂苷 Rh2 能抑制人類卵巢癌細胞的體外增殖。將人類卵巢癌細胞接種至裸鼠體內誘發裸鼠體內腫瘤。注射順鉑同時餵食人蔘皂苷 Rh2，至第 31 天，腫瘤明顯的被抑制。餵食人蔘皂苷 Rh2 的裸鼠，存活期明顯比單獨使用順鉑注射者延長。餵食人蔘皂苷 Rh2 的實驗動物，體重以及血液分析都沒有明顯不良反應。

　　（3）〔人蔘皂苷 Rg3 合併化學治療 FOLFOX 4 治療大腸癌的臨床研究〕2009 年蚌埠醫學院期刊。

　　FOLFOX4 是大腸癌常用的聯合化療用藥成（藥物成份是 Folinic acid + 5-FU + Oxaliplatin）。

　　FOLFOX4 的毒性高副作用大，治療後病患出現脫髮、噁心、嘔吐、腹瀉、白血球與血小板下降、口腔粘膜炎等。67 個重度大腸癌病人，32 人接受 FOLFOX4 治療，35 人採用人蔘皂苷 Rg3 合併化學治療。研究結果顯示，使用人蔘皂苷 Rg3 合併化學治療者癌細胞對藥物的反應率提高，血球抑制降低，生活質量明顯提高。

3. 抑制癌細胞增生、誘導癌細胞凋亡

（1）〔人蔘皂苷誘導直腸癌細胞凋亡臨床研究〕2001年中國傳統與西方醫學整合期刊第 21 期 260 頁。50 名確診為直腸癌的病人隨機分成 2 組，實驗組 35 人，對照組 15 人。50 名病患等待手術治療，手術前全部接受保留灌腸處理。實驗組在灌腸液中添加人蔘皂苷，每天灌腸 4-6 小時，連續 8 天。對照組在灌腸液中添加生理食鹽水。手術後取出腫瘤，做電子顯微鏡檢查，發現使用人蔘皂苷者有 23 人（65.7%）的腫瘤有明顯凋亡現象。對造組則完全沒有凋亡現象。結論：人蔘皂苷可誘導直腸癌細胞凋亡。

2001年中國傳統與西方醫學整合期刊第21期260頁

人參皂苷誘導直腸癌細胞凋亡臨床研究

50名確診為直腸癌的病人隨機分成2組，實驗組35人，對照組15人。50名病患等待手術治療，手術前全部接受保留灌腸處理。

實驗組在灌腸液中添加人參皂苷，每天灌腸4-6小時，連續8天。對照組在灌腸液中添加生理食鹽水。

手術後取出腫瘤，做電子顯微鏡檢查，發現使用人參皂苷者有23人（65.7%）的腫瘤有明顯凋亡現象。

對照組則完全沒有凋亡現象。

結論：人參皂苷可誘導直腸癌細胞凋亡。

Clinical study on effect of ginsenoside in inducing rectal cancer cell apoptosis (PMID:12577351)

Xing JH, Chen YQ, Ji MX

Yuhuangding Hospital, Yantai, Shandong 264000.

Zhongguo Zhong xi yi jie he za zhi Zhongguo Zhongxiyi Jiehe Zazhi = Chinese Journal of Integrated Traditional and Western Medicine / Zhongguo Zhong xi yi jie he xue Hui, Zhongguo Zhong yi yan Jiu Yuan zhu ban [2001, 21(4):260-261]

Type: Clinical Trial, Journal Article, Randomized Controlled Trial, Research Support, Non-U.S. Gov't, English Abstract (lang: chi)

Abstract

OBJECTIVE: To explore the effect of ginsenoside in inducing rectal cancer cell apoptosis.

METHODS: Fifty patients of rectal cancer diagnosed by pathological examination were randomly divided into two groups, 35 in the treated group and 15 in the control group. The treated group received retention enema with 84.5% ginsenoside for 4-6 every day, 6-8 days consecutively before surgical operation. The control group also received retention enema in the same way but with normal saline instead of ginsenoside. Fresh sample was taken during the operation and examined by electron microscopy.

RESULTS: Symptoms, such as frequent defecation, hematochezia and tenesmus, were palliated in most patients (25/35) and abdominal pain relieved in all the 7 cases of incomplete intestinal obstruction in the treated group. Electron microscopic examination showed that cell apoptosis was observed in cancer sample of 23 cases among the 35 cases of the treated group, amounting to 65.7%. While in the control group, above-mentioned changes were not observed at all. CONCLUSION: Ginsenoside has the effect of inducing apoptosis in rectal cancer patients.

34

（2）〔人蔘皂苷 CK 提昇順鉑對肺癌細胞的殺滅效果〕2005 年吉林大學第一醫院研究報告指出，人蔘皂苷 CK 與化療藥物順鉑（Cisplatin）同時使用，可提升順鉑的療效。順鉑可提升肺癌細胞抑癌基因 p-53 的表現，添加稀有人蔘皂苷 CK 之後，肺癌細胞的 p-53 基因表現提昇，抑制肺癌細胞的增生，誘導癌細胞的凋亡。

人參皂苷CK提昇順鉑對**肺癌**細胞的殺滅效果

2005年吉林大學第一醫院研究報告指出人參皂苷CK與化療藥物順鉑（Cisplatin）同時使用，可提升順鉑的療效。 順鉑可提升肺癌細胞抑癌基因p-53的表現，添加稀有人參皂苷CK之後， 肺癌細胞的p-53基因表現提昇，抑制肺癌細胞的增生， 誘導癌細胞的凋亡。

Ginsenoside metabolite compound K enhances the efficacy of cisplatin in lung cancer cells

Yang Li[1], Tong Zhou[2], Chengyuan Ma[3], Weiwei Song[4], Jian Zhang[5], Zhenxiang Yu[1]

[1]Department of Respiration, [2]Department of Endocrinology, [3]Department of Neurosurgery, The First Hospital of Jilin University, Changchun 130021, China; [4]Center of Diagnosis and Treatment of Respiratory and Allergic Diseases, The General Hospital of Shenyang Military Command, Shenyang 110015, China; [5]Department of Pleurisy, Changchun Infectious Disease Hospital, Changchun 130031, China

Correspondence to: Zhenxiang Yu. Department of Respiration, The First Hospital of Jilin University, Xin Ming Road 71, Changchun 130021, China. Email: yuzhenxiang2005@sina.com.

Objective: To evaluate the potential of ginsenoside metabolite compound K (CK) in enhancing the anti-tumor effects of cisplatin against lung cancer cells, including cell proliferation and apoptosis, and the underlying mechanism.
Methods: Western blotting and p53 reporter assay were used to assess p53 expression and activity. MTT assay and TUNEL staining were employed to investigate the drug effects on cell growth and apoptosis, respectively. Combination index (CI) was calculated to determine synergism.
Results: We found that CK could significantly enhance cisplatin-induced p53 expression and activity in two lung cancer cell lines, H460 and A549. Consequently, synergistic inhibition of cell growth was observed when the cells were co-treated with CK and cisplatin compared to single treatment. In addition, the ability of cisplatin in apoptosis induction was similarly synergized by CK. Furthermore, by using p53-null lung cancer cells, we demonstrate that the synergy was p53 dependent.
Conclusions: Conventional chemotherapies are often accompanied by development of drug resistance and severe side effects. Novel discoveries of low toxicity compounds to improve the outcome or enhance the efficacy of chemotherapies are of great interest. In the present study, our data provide the first evidence that CK could be potentially used as an agent to synergize the efficacy of cisplatin in lung cancer.

6

（3）〔人蔘皂苷 IH901（CK）對抗肝癌藥物的增敏作用〕2010 年中草藥期刊第 6 期。

環磷醯胺（Cyclophosphamide），5- 氟脲嘧啶（5-Fu），順鉑（cis-Platin）是常用的化療藥物，毒性極高。

研究結果顯示，人蔘皂苷 IH901（人蔘皂苷 CK）與上述化療用藥聯合使用對肝癌細胞的殺滅作用有相加或加成效果，人蔘皂苷 IH901（CK）沒有毒性，具有抗肝癌藥物的增敏性，是一種具有潛力的抗肝癌天然藥物。

2010年中草藥期刊第6期，
人參皂苷IH901對抗肝癌藥物的增敏作用

環磷醯胺(Cyclophosphamide)，5-氟脲嘧啶(5-Fu)，順鉑(cis-Platin)是常用的化療藥物，毒性極高。 研究結果顯示，人參皂苷 IH901（人參皂苷CK） 與上述化療用藥聯合使用對肝癌細胞的殺滅作用有相加或加成效果，人參皂苷IH901 沒有毒性，具有抗肝癌藥物的增敏性，是一種具有潛力的抗肝癌天然藥物。

您的位置：網站首頁 > 《中文科技期刊數據庫》 > 医药卫生 > 中医中药 > 中药学 > 摘要

20-O-β-D-吡喃葡萄糖苷-20（S）-原人参二醇对抗肝癌药物的增敏作用研究

《中草药》2010年 第6期 明艳林 郑志忠 陈良华 童庆宣 厦门华侨亚热带植物引种园药用植物与植物药研发中心 福建厦门361002

[下载全文] [论文服务]

🛒 购物车 | ★ 收藏 | 分享

摘 要：目的探討20-O-β-D-吡喃葡萄糖苷-20（S）-原人参二醇（人参皂苷IH901）与医学上常用抗肝癌药物环磷酰胺（CTX）、5-氟尿嘧啶（5-FU）、顺铂（cDDP）单独用药及联合用药体外抗肝癌细胞Bel-7402、SMMC-7721的活性。方法应用MTT法检测人参皂苷IH901、CTX、5-FU、cDDP分别在不同质量浓度下单独及联合用药对肝癌细胞的增殖抑制率，并根据金氏公式计算其协同指数（Q值），进而评价两药联用的增敏效果。结果 IH901与CTX联合用药后对Bel-7402、SMMC-7721抑制作用明显增强，且二者合用具有协同作用；而IH901与5-FU联合用药后对2种细胞仅相加效果；IH901与cDDP联合用药，对Bel-7402仍然是相加的效果，对SMMC-7721则是具有轻微的协同效果。结论人参皂苷IH901可增强CTX对肝癌细胞增殖的抑制作用，具有化疗协同效果，且具有一定的广谱性，可能成为一种潜在的抗肝癌药物。

（4）〔人蔘皂苷_PPD 提昇 5-Fu 對人類大腸直腸癌細胞的殺滅效果〕2009 年，癌症化學治療與藥理期刊第64 期 1097-1104。5-Fu 是常用的大腸直腸癌化療用藥，研究結果顯示，5-Fu 可阻斷大腸直腸癌細胞複製的的 S期，抑制癌細胞增殖。使用 5-Fu 同時配合人蔘皂苷PPD，大腸直腸癌細胞的抑制更為明顯。研究結果顯示

PPD 可阻斷大腸直腸癌細胞複製的 G1 期，G1 期被阻斷後，癌細胞無法進入 S 期。研究結果證明 PPD 與 5-Fu 配合可以提昇癌細胞的凋亡速率，是具有潛力的癌症輔助治療用天然藥物。

（5）〔人蔘皂苷 CK 透過活化凋亡因子來誘導鼻咽癌細胞凋亡〕2014 年中國醫藥期刊第 9 期，11 頁。本研究探討四種無毒的人蔘皂苷（Rh2, CK, PDT 及 PPD）對鼻咽癌細胞的殺滅效果以及作用機制。將鼻咽癌細胞注射至裸鼠體內誘發腫瘤同時餵食人蔘皂苷，研究結果顯示人蔘皂苷 CK 對裸鼠體內腫瘤的抑制最為明顯。研究結果也顯示人蔘皂苷 CK 誘導癌細胞凋亡是透過活化細胞凋亡因子（AIF）與裂解蛋白 Capase-3。

（6）〔人蔘皂苷 Rg3 合併化療治療對胃癌術後患者的臨床觀察〕2010 年中華腫瘤防治雜誌第 10 期，779 頁。96 名胃癌病人接受手術治療後繼續接受化療，40 例病人單純接受化療，56 例病人接受化療同時服用人蔘皂苷 Rg3。研究結果顯示，使用人蔘皂苷 Rg3 的群組，治療總有效率 69.5%，未使用人蔘皂苷者治療總有效率 47.5%。服用人蔘皂苷 Rg3 者，免疫指標明顯高於未使用者。使用人蔘皂苷 Rg3 群組血清 VEGF 明顯下降，表示人蔘皂苷 Rg3 能抑制胃腫瘤細胞的血管增生，達到抑制胃癌的功效。

（7）〔一種發酵人蔘萃取物抑制人類大腸癌細胞增長〕2011 年，生物分子與療法期刊第 19 期，211 頁。人蔘經過發酵之後，人蔘皂苷 Rh2 與 Rg3 的濃度提高。研

究結果證明，發酵人蔘提取物可抑制大腸癌細胞的增長。癌細胞的細胞週期停止在 G1/S 期，癌細胞無法進型 DNA 複製，造成癌細胞凋亡。

（8）〔中藥血管抑制劑人蔘皂苷 Rg3 聯合 GP 方案治療非小細胞肺癌的臨床觀察〕2011 年食用臨床醫藥雜誌第 11 期。本研究將 70 個非小細胞肺癌病人隨機分成 2 組，對照組採用 GP 方案（健澤注射液＋順鉑；Gemcitabine＋Cisplatin），除了常規化療之外服用人蔘皂苷 Rg3，療程為 3 個月。觀察腫瘤體積與癌友生活質量評分。研究結果顯示，服用人蔘皂苷 Rg3 的實驗組病患生活質量評分顯效率為 78%，明顯高於對照組的 51%。腫瘤體積也明顯小於單獨使用化療者。

（9）〔用抗癌人蔘皂苷進行攝護腺癌的實驗治療〕2008 年攝護腺期刊第 68 期，809-819 頁。

人蔘皂苷已被證明具有抗發炎、抗腫瘤活性。本研究分離 2 種稀有人蔘皂苷 25-OH-PPD 以及 25-OH-PPT，研究結果顯示人蔘皂苷 25-OH-PPD 以及 25-OH-PPT 可抑制攝護腺癌細胞的增生，誘導癌細胞凋亡。

裸鼠接種攝護腺細胞，誘發之體內腫瘤，可被前述 2 種人蔘皂苷所抑制。將人蔘皂苷與紫杉醇或健澤注射液合併使用，對腫瘤的抑制最為明顯。細胞學研究顯示，人蔘皂苷可阻斷癌細胞複製的 G1 期，引起癌細胞的凋亡。

（10）〔人蔘皂苷 Rh2 對食道癌細胞 Eca-109 細胞週期的影響〕2005 年中國中藥雜誌第 20 期。

　　研究結果顯示食道癌細胞 Eca-109 加入人蔘皂苷 Rh2 一天即可達到半數抑制，3 天後癌細胞型態朝正常細胞方向逆轉。細胞週期分析顯示，隨著人蔘皂苷 Rh2 的濃度增加，癌細胞 G0／G1 期細胞數目增加，S,G2／M 期細胞減少，顯示人蔘皂苷 Rh2 能阻斷食道癌細胞的 G1 期。此外人蔘皂苷 Rh2 通過影響細胞週期調控因子 CDK2 的基因表達，抑制食道癌細胞增殖。

　　（11）〔稀有人蔘皂苷 25-OH-PPD 與 25-OCH3-PPD 對胰臟癌的試驗治療與作用機制〕2009 年 CANCER LETTER 期刊 278 期，241-248 頁。

　　研究結果顯示稀有人蔘皂苷 25-OH-PPD 與 25-OCH3-PPD 能抑制胰臟癌細胞增殖，誘導癌細胞凋亡。餵食人蔘皂苷可抑制裸鼠體內接種胰臟癌細胞的腫瘤增長，但對動物沒有毒性。細胞學試驗顯示，兩種人蔘皂苷透過抑制癌細胞的 MDM2 基因達到抑制腫瘤的生長與凋亡。

　　（12）〔人蔘皂苷 Rg5 誘導人類子宮頸癌細胞凋亡與 DNA 破壞研究〕2015 年分子醫學報告第 11 期，940-946 頁。人蔘皂苷 Rg5 是人蔘經過高溫蒸煮後的主要生理活性物質之一。本研究探討人蔘皂苷 Rg5 對人類子宮頸癌細胞的抑制效果。研究結果顯示，人蔘皂苷 Rg5 可誘導人類子宮頸癌細胞的凋亡，凋亡比例與人蔘皂苷 Rg5 的濃度呈正相關。凋亡的癌細胞雙股 DNA 斷裂，斷裂比例與人蔘皂苷 Rg5 的濃度也呈正相關。

4. 抑制癌細胞抗藥性、提升化療效果

（1）〔人蔘皂苷 Rh2 對於多重抗藥性血癌細胞的殺滅作用〕2010 年中國中草藥期刊第 41 期，1131 頁。人蔘皂苷 Rh2 可抑制癌細胞的生長，誘發癌細胞凋亡。研究結果另外證明人蔘皂苷 Rh2 可抑制血癌細胞的 p-醣蛋白合成，表示人蔘皂苷 Rh2 可抑制血癌細胞的多重抗藥性。

人參皂苷Rh2對於多重抗藥性血癌細胞的殺滅作用

2010年中草藥期刊第41期， 1131頁

人參皂苷Rh2可抑制癌細胞的生長，誘發癌細胞凋亡。研究結果另外證明人參皂苷Rh2可抑制血癌細胞的p-醣蛋白合成，表示人參皂苷Rh2可抑制血癌細胞的多重抗藥性。

Chinese Traditional and Herbal Drugs 2010 Vol. 41 No. 7 pp. 1131-1135

Therapeutic effects of ginsenoside Rh₃ on multi-drug resistant leukemia cell line K562/VCR.

Xu XiaoJun; Shi ShiWen; Tang YongMin; Shen HongQiang; Qian BaiQin

Abstract

Objective: To study the therapeutic effects and their mechanisms of ginsenoside Rh₃ on multi-drug resistance of (MDR) leukemic cells by observing the effects of ginsenoside Rh₃ on proliferation, apoptosis, and resistance to Vincristine (VCR) of human myeloleukemia cell line K562/VCR. Methods: First, ginsenoside Rh₃ with different concentration was co-cultured with K562 and K562/VCR cells in 96 wells cell culture plates. The inhibitory rates and 50% inhibitory concentration (IC₅₀) were determined and calculated 48 h later by MTT assay. Second, ginsenoside Rh₃ with different concentration was co-cultured with K562/VCR cells in water bath at 37°C for 30 min, then the apoptosis rates were examined by Annex-in V/PI apoptosis kit on flow cytometry. Third, ginsenoside Rh₃ with different concentration was co-cultured with K562/VCR cells in water bath at 37°C for 30 min followed by adding Daunorubicin (DNR) after washing with PBS. The intake of DNR and the expression of P-glycoprotein (P-gp) were analyzed 30 min later on flow cytometry. Finally, ginsenoside Rh₃ with different concentration was co-cultured with K562/VCR cells in 96 well cell culture plates, which were than treated by DNR. The inhibitory rates and reverse effects were evaluated 48 h later by MTT assay. Results: K562 and K562/VCR cells growth were obviously inhibited by ginsenoside Rh₃ in a dose-dependent manner. The IC₅₀ values of K562 and K562/VCR were 44.5 and 59.4 µg/mL, respectively. Ginsenoside Rh₃ could induce apoptosis of K562/VCR (Rh₃ 300 µg/mL, Annexin V⁺ cell (51.5±6.9)%). The apoptosis rate of K562/VCR increased in accordance with the rise of ginsenoside Rh₃ concentration. The expression of P-gp increased (4.28% to 93.80%) and the intake of DNR decreased when K562 was resistant to VCR. However, ginsenoside Rh₃ with a concentration of 25 µg/mL or higher could greatly enhance the intake of DNR. The inhibitory effects of DNR on K562/VCR could be greatly increased by Rh₃. The reverse index was 6.30 when Rh₃ concentration was 50 µg/mL. Conclusion: Ginsenoside Rh₃ could inhibit the growth, induce the apoptosis, and reverse the MDR of K562/VCR. It could be an excellent anti-leukemic agent.

人參與人參皂苷專業講座系列之4

　　（2）〔人蔘皂苷 Rh2 逆轉乳癌細胞對小紅莓的多重抗藥性〕2012 年 Talata 期刊第 88 期 345 頁。

　　乳癌細胞 MCF-7 對小紅莓有抗藥性，在培養液中加入一定量的小紅莓，無法殺滅乳癌細胞。將人蔘皂苷 Rh2 添加在含小紅莓的培養液中，細胞生長受到抑制。研究結果顯示，人蔘皂苷 Rh2 能逆轉乳癌細胞的多重抗藥性。

人參皂苷Rh2逆轉乳癌細胞對小紅莓的多重抗藥性
2012年 Talata 期刊第88期 345頁

乳癌細胞MCF-7對小紅莓有抗藥性，在培養液中加入一定量的小紅莓，無法殺滅乳癌細胞。將人參皂苷Rh2添加在含小紅莓的培養液中，細胞生長受到抑制。研究結果顯示，人參皂苷Rh2能逆轉乳癌細胞的多重抗藥性。

Talanta Volume 88, 15 January 2012, Pages 345－351

A dynamic study on reversal of multidrug resistance by ginsenoside Rh₂ in adriamycin-resistant human breast cancer MCF-7 cells

Bei Zhou, Xiuli Xiao, Lili Xu, Lian Zhu,Liang Tan ,Hao Tang, Youyu Zhang, Qinglii Xie, Shouzhuo Yao

Abstract

The quartz crystal microbalance (QCM) dynamic measurements indicate that ginsenoside Rh₂ (G-Rh₂) could inhibit the proliferation of adriamycin-resistant human breast cancer MCF-7 cells (MCF-7/ADR) in a concentration-dependent way. The combined treatment of G-Rh₂ with adriamycin (ADR) at non-effect dosage resulted in the higher inhibition efficiencies and the increased cell-death velocity, suggesting excellent efficiencies of G-Rh₂ for reversal of multidrug resistance in MCF-7/ADR cells. The cytotoxic effect of the ADR－G-Rh₂ combination was evaluated with the modified Bürgi formula (Jin equation) based on the QCM responses. It presented apparent synergism, indicating the potential ability of G-Rh₂ in tumor therapy. Fluorescent microscopic inspection and methyl thiazolyl tetrazolium (MTT) assay were also carried out and exhibited the comparable results to QCM analysis. The present work may lay an experimental foundation for the application of ginsenosides in cancer therapy, especial in multidrug resistance research.

　　（3）乳癌〔人蔘皂苷代謝物抑制乳癌細胞的抗性蛋白〕2006 年 Biochem. Biophys. Res. Commun. 345 期，1308-1314 頁。人類乳癌細胞會產生高量的抗性蛋白（Breast

Cancer Resistance Protein，簡稱 BCRP），將化療藥物排出。本研究結果顯示，稀有人蔘皂苷 PPD、Rh2 和 PPT 能有效抑制 BCRP，降低乳癌細胞化療藥物的排出，提高乳癌細胞對化療藥物的敏感度。

（4）乳癌〔人蔘皂苷 Rh2 誘導乳癌細胞凋亡，逆轉 P-醣蛋白引起的多重抗藥性〕2015 年，國際臨床實驗病理學期刊，第 8 期，4444 頁。癌細胞透過 P-醣蛋白媒介產生多重抗藥性。本研究顯示，人蔘皂苷 Rh2 可誘導乳癌細胞凋亡。此外人蔘皂苷 Rh2 可抑制乳癌細胞 P-醣蛋白的合成基因，逆轉乳癌細胞的多重抗藥性。

（5）黑色素瘤〔人蔘皂苷 Rg3 對黑色素瘤細胞 B16F10 的抗轉移效果〕2015 年微生物與生物技術期刊第 25 期，1997-2006 頁。

腫瘤瘤的轉移與否是治療黑色素瘤的重要因子。本研究探討人蔘皂苷 Rg3 對黑色素瘤細胞 B16F10 的抗轉移機制。研究結果顯示，體外培養的黑色素瘤細胞 B16F10 添加人蔘皂苷 Rg3 後，癌細胞的 MMP-13 基因活性被抑制。MMP-13 蛋白質是黑色素瘤侵襲與轉移的重要因子，MMP-13 被抑制後，黑色素瘤的增長與轉移也受到抑制。

5. 保護肝腎、提高生活品質、延長存活期

（1）〔肝癌友者接受動脈栓塞合併使用人蔘皂苷 Rg3 與單獨接受動脈栓塞治療的比較〕2016 年輻射學期刊。肝癌病患分成成兩組，對照組 76 人單獨接受動脈栓塞治療，實驗組 152 人除了動脈栓塞治療之外同時服用人蔘皂苷 Rg3 膠囊。臨床實驗結果顯示，實驗組病患的平均存活期比實驗組長，使用人蔘皂苷 Rg3 的病人副作用降低，血液檢查也比對照組正常。

2016年輻射學期刊

肝癌患者接受動脈栓塞合併使用人參皂苷Rg3與單獨接受動脈栓塞治療的比較

肝癌病患分成成兩組，　對照組76人單獨接受動脈栓塞治療，　實驗組152人除了動脈栓塞治療之外同時服用人參皂苷Rg3膠囊。　臨床實驗結果顯示，實驗組病患的平均存活期比實驗組長，使用人參皂苷Rg3 的病人副作用降低，　血液檢查也比對照組正常。

Radiology. 2016 Feb 15:150719. [Epub ahead of print]

Prospective Study of Transcatheter Arterial Chemoembolization (TACE) with Ginsenoside Rg3 versus TACE Alone for the Treatment of Patients with Advanced Hepatocellular Carcinoma.

Zhou B[1], Yan Z[1], Liu R[1], Shi P[1], Qian S[1], Qu X[1], Zhu L[1], Zhang W[1], Wang J[1].

⊕ Author Information

Abstract

Purpose To conduct a single-center, open-label, randomized, controlled trial to compare the effectiveness and safety of (a) ginsenoside Rg3 combined with transcatheter arterial chemoembolization (TACE) and (b) TACE alone in patients with advanced hepatocellular carcinoma (HCC). Materials and Methods This trial was approved by the Fudan University Zhongshan Hospital ethics committee and was registered with the Chinese Clinical Trial Registry (ChiCTR-TRC-11001643). After informed consent was obtained, 228 patients with advanced HCC (Barcelona Clinic Liver Cancer stage C) were randomly assigned to receive an Rg3 capsule and undergo TACE (n = 152; mean age ± standard deviation, 52.4 years ± 11.8; 84.2% men) or undergo TACE alone (n = 76; mean age, 52.4 years ± 10.4; 82.9% men). TACE was performed by using iodized oil with epirubicin and gelatin sponge after oxaliplatin and 5-fluorouracil were infused. The primary end point was overall survival. Secondary end points included time to progression, time to untreatable progression, disease control rate, and safety. Data were compared with the log-rank test, and survival curves were generated with the Kaplan-Meier method. Results Median overall survival was 13.2 months (95% confidence interval [CI]: 11.15, 15.26) in the TACE with Rg3 group and 10.1 months (95% CI: 9.14, 11.06) in the control group (hazard ratio, 0.63 [95% CI: 0.46, 0.85]; P = .002). Median time to progression (4.3 vs 3.2 months, respectively; P = .151) and median time to untreatable progression (8.3 vs 7.3 months, respectively; P = .063) were similar in the two groups. Disease control rate was 69.7% in the TACE with Rg3 group versus 51.3% in the control group (P = .012). Constipation and epistaxis were more frequent in the Rg3 with TACE group (P < .05). Importantly, Rg3 alleviated some TACE-related adverse syndromes and blood anomalies. Conclusion In patients with advanced HCC and adequate liver function, the combination of TACE and ginsenoside Rg3 may prolong overall survival when compared with TACE alone. © RSNA, 2016.

　　（2）〔人蔘皂苷 Rg3 合併環磷醯胺對卵巢癌的增長與血管增生抑制作用〕2007 年中國醫藥期刊第 120 期，584-588 頁。本研究探討人蔘皂苷 Rg3 合併低濃度的化療藥劑——環磷醯胺（cyclophosphamide）對卵巢癌的生長抑制。研究結果證明，採用人蔘皂苷 Rg3 合併環磷醯胺組實驗組動物的生活質量與存活期明顯高於單獨使用化療藥劑環磷醯胺的實驗動物組。使用人蔘皂苷 Rg3 者合併環磷醯胺者，腫瘤微血管密度（MVD）明顯低於單獨使用環磷醯胺動物組，研究結果顯示人蔘皂苷 Rg3 具有抑制腫瘤血管增生效果。

2015年農業食品化學期刊第63期， 5964-5969頁

人參皂苷對順鉑引起的腎毒性的保護效果

化療用藥順鉑會導致腎損傷，小鼠注射順鉑後出現嚴重腎損傷現象，人參經過微波加熱處理產生Rg3，Rg5，Rk1三種稀有人參皂苷。注射順鉑之前餵食含Rg3，Rg5，Rk1三種稀有人參皂苷的提取物能有效抑制腎損傷。細胞研究顯示Rg3，Rg5，Rk1三種稀有人參皂苷能提升P-53基因的表現， 降低Capase-3的合成。

J. Agric Food Chem. 2015 Jul 1;63(25):5964-9. doi: 10.1021/acs.jafc.5b00782. Epub 2015 Jun 19.

Protective Effects of Processed Ginseng and Its Active Ginsenosides on Cisplatin-Induced Nephrotoxicity: In Vitro and in Vivo Studies.

Park JY[1], Choi P[2], Kim T[2], Ko H[3], Kim HK[4], Kang KS[1], Ham J[2].

⊕ Author information

Abstract
Although cisplatin can dramatically improve the survival rate in cancer patients, its use is limited by its nephrotoxicity. Previous investigations showed that Panax ginseng contains components that exhibit protective activity against cisplatin-induced nephropathy. The aim of the present study is to investigate the effect of microwave-assisted processing on the protective effect of ginseng and identify ginsenosides that are active against cisplatin-induced kidney damage to evaluate the potential of using ginseng in the management of nephrotoxicity. The LLC-PK1 cell damage by cisplatin was significantly decreased by treatment with microwave-processed ginseng (MG) and ginsenosides Rg3, Rg5, and Rk1. Reduced expression of p53 and c-Jun N-terminal kinase proteins by cisplatin in LLC-PK1 cells was markedly ameliorated after Rg3 and Rg5/Rk1 treatment. Additionally, elevated expression of cleaved caspase-3 was significantly reduced by ginsenosides Rg5, Rk1, and with even greater potency, Rg3. Moreover, MG and its fraction containing active ginsenosides showed protective effects against cisplatin-induced nephropathy in mice. We found that ginsenosides Rg3, Rg5, and Rk1 generated during the heat treatment of ginseng ameliorate renal damage by regulating inflammation and apoptosis. Results of current experiments provide evidence of the renoprotective effects and therapeutic potential of MG and its active ginsenosides, both in vitro and in vivo.

　　（3）〔人蔘對慶大黴素誘發的腎細胞凋亡之保護作用〕2012 年分子組織學期刊第 43 期，603-613 頁實驗老鼠注射慶大黴素誘發腎毒性，實驗組同時注射人蔘皂苷。實驗進行 10 天後，檢視老鼠的血清肝功能與腎功能生化檢測。檢驗結果顯示，注射人蔘皂苷能降低慶大黴素所誘發的肝功能異常與腎功能異常。老鼠血清之 GOT、GPT、GGT 降低，腎毒性也降低。老鼠的血液尿素氮（BUN）與肌酸酐（Creatinine）接近正常。檢驗結果顯示 Rg3、Rg5、Rk1 三種稀有人蔘皂苷具有保護肝臟與腎臟的功效。

2012年分子組織學期刊第43期，
603- 613頁
人參對慶大黴素誘發的腎細胞
凋亡之保護作用

　實驗老鼠注射慶大黴素誘發腎毒性，實驗組同時注射人參皂苷。

　實驗進行10天候， 檢視老鼠的血清肝功能與腎功能生化檢測。

　檢驗結果顯示， 注射人參皂苷能降低慶大黴素所誘發的肝功能異常與腎功能異常。

　老鼠血清之GOT, GPT, GGT降低，腎毒性也降低。老鼠的血液尿素氮（BUN）與肌酸酐（Creatinine）接近正常。 檢驗結果顯示Rg3, Rg5, Rk1三種稀有人參皂苷具有保護肝臟與腎臟的功效。

Journal of Molecular Histology
□ October 2012, Volume 43, Issue 5, pp 603-613

Protective effect of *Panax ginseng* against serum biochemical changes and apoptosis in kidney of rats treated with gentamicin sulphate

Yildiray Kalkan, Kubra Asena Terim Kapakin, Adem Kara, Tennur Atabey, Ali Karadeniz ✉, Nejdet Simsek, Emre Karakus, Ismail Can, Serap Yildirim, Seckin Ozkanlar, Emin Sengul

Original Paper
First Online: 10 April 2012
DOI: 10.1007/s10735-012-9412-4

Cite this article as:
Kalkan, Y., Kapakin, K.A.T., Kara, A. et al. J Mol Hist (2012) 43: 603.
doi:10.1007/s10735-012-9412-4

Abstract

The protective effects of *Panax ginseng* (PG) on gentamicin sulphate (GS) induced acute nephrotoxicity were investigated in rats. A total of 32 adult Sprague–Dawley rats were randomly divided into 4 equal groups and treated by intraperitoneous route for 10 days with: 0.5 mL of isotonic saline (group C), GS 100 mg/kg/day (group GS), co treatment PG (100 and 200 mg/kg/day) plus GS (100 mg/kg/day). After the last injection, kidney markers (urea, creatinine and blood urea nitrogen-BUN) and hepatic markers (aspartate aminotransferase-AST, alanine aminotransferase-ALT, gama glutamil transferase-GGT), and biochemical parameters were analyzed using diagnostic kits. Also, kidney changes were evaluated by immunohistochemical and stereological methods. GS treatment induced significant elevation ($P < 0.05$) in kidney and hepatic markers, most of biochemical parameters, and Bax immunoreactivity as well. However, co treatments with both doses of PG (100 and 200 mg/kg/day) significantly alleviated ($P < 0.05$) the GS-induced elevations and have partially protected rats from nephrotoxicity (reduction of kidney damage, and of urea, creatinine and BUN concentrations, and of apoptotic index). Both biochemical results and immunohistochemical evidence showed that administration of PG reduced the gentamicin-induced nephrotoxicity.

（4）〔人蔘皂苷對順鉑引起的腎毒性的保護效果〕2015 年農業食品化學期刊第 63 期，5964-5969 頁。

化療用藥順鉑（Cisplatin）會導致腎損傷，小鼠注射順鉑後出現嚴重腎損傷現象，人蔘經過微波，加熱處理產生 Rg3、Rg5、Rk1 三種稀有人蔘皂苷。注射順鉑之前餵食含 Rg3、Rg5、Rk1 三種稀有人蔘皂苷的提取物能有效抑制腎損傷。細胞研究顯示 Rg3、Rg5、Rk1 三種稀有人蔘皂苷能提升 P-53 基因的表現，降低 Capase-3 的合成。

6. 結論

（1）經過大量科學研究與臨床試驗結果證明稀有人蔘皂苷，對各種癌症有顯著的輔助療效。

（2）稀有人蔘皂苷源自人蔘，功效強於人蔘，對健康人而言，可以減少癌症發生率；對已經罹癌的患者配合西醫治療，可以降低副作用，替常規治療加分。

（3）稀有人蔘皂苷是所有抗癌天然物當中，被研究得最清楚、透徹的天然抗癌物質。稀有人蔘皂苷沒有毒性，與化放療合併使用，比單獨採用化放療的療效更高，副作用卻減少。

（4）稀有人蔘皂苷可降低化療之抗藥性，降低癌細胞轉移復發機率，提升癌友的生活質量，延長病患的存活期。是一種值得信賴的天然抗癌產品。

第 3 章 「新一代人蔘皂苷」抗癌經驗分享

　　癌症是所有疾病中最為複雜的，有人順利做完所有治療，回到家中療養癌症沒有復發，安然過著正常生活。但是同樣的癌症發生在另一個人身上，醫生採取相同的治療方式，療效不一定相同。癌症治療有很大的個體差異性，不單是治療效果不同，導致的副作用也不一樣。

　　癌患的抗癌經驗，雖然無法適用於每一個人，但是癌患治療所出現的狀況與經驗，值得其他癌患參考，為治療做好最佳準備。由於篇幅有限，收錄自「人蔘皂苷與我」徵文活動 12 則、「癌友會」分享實錄 8 則，CWM 博士撰寫 2 則，共 22 則案例，供癌友參考。

1.（子宮內膜癌）嘉義 吳女士 71 歲 我的健康不是夢（98 年人蔘皂苷徵文-首獎）

　　我七十一歲，可說是一個「非常」健康的人：在嘉義縣鄉下國小任教了四十七年光榮退休，六十歲開始學游泳每天晨泳從不間斷。六十五歲退休後，與老伴經常出國旅遊到處趴趴走，也常去法國次女家和美國小兒子那裏享受天倫之樂，並教導孫兒女們學習中國字，認識中華文化。可說是過著無憂無慮、快樂的人生。

　　今年四月，突然在如廁後發現有一點血絲，心裡一愣，速電長女預約了婦科門診，醫師發現我的子宮特別大，懷疑我服用荷爾蒙藥物，因為外表一點也不像是七十歲的「老」太婆。實際上我的日常生活很規律，我不使用化妝品，飲食重視生機飲食，更不可能服用任何藥物，而且我也按時做健康檢查。我真的不知道我會「生病」。

　　接著是一連串的檢查、住院、開刀，讓我陷入了低潮。尤其是當醫師說溜了嘴，說：他沒有摘除子宮，只做了一個診斷性的「剖腹探查」，因為腫瘤是整片的黏住了膀胱，如果硬把子宮拿掉恐怕會傷到膀胱，將來會「尿失禁」。病理切片是「惡性子宮內膜癌」。我除了肚子痛（那種感覺像是有甚麼東西在腹內竄來竄去）心更痛；想到我五個哥哥和一個姊姊都死於癌症（三個肝癌、一個肺癌、一個前列腺癌、一個胰臟癌）我也逃不

61

過，外科不能處理我的問題，誰能告訴我！該怎麼做呢？難道是已經走到盡頭了嗎？這一關走的過嗎？一大堆正面、負面的念頭弄得我頭昏眼花、手忙腳亂。我有個做醫師的兒子，他也幫不了忙，長女為了照顧我，太累了昏倒在醫院，次女冒著 H1N1 的風險從法國趕回來，老公憂心的黑眼圈越來越深，而我畢竟能為我自己做甚麼？等化療？等電療？還是只有等……

感謝老天爺，在我最無助無望的時候，我遇到貴人啦！我的親朋好友都來為我加油打氣，其中有一位住嘉義市吳鳳路的姪女介紹我吃人蔘皂苷。她在五年前患了卵巢癌，做過手術與化療，求過多位「名醫」，皆無法治癒，不是手術身體太虛就是化療副作用大。經友人介紹服用人蔘皂苷，才使身體逐漸康復迄今已五年。癌症完全消失，人也恢復健康正常，五年前掉光的頭髮，如今重新生長茂密更烏黑亮麗，以前化療期間的一些不適合併症也完全不存在，完全看不出曾是癌症病患，完完全全變成一個健全樂觀的人。我抱著孤注一擲的心理開始服用人蔘皂苷，雖然不便宜，但看到姪女的實例，健康有望花錢事小身體能恢復健康才是最重要。

我服用人蔘皂苷前 CA-125 的指數是 838，到六月十日是 808，服用了七天，雖然說不上「藥到病除」，但在我心底深處已有一線新的希望，何況從服下人蔘皂苷的第二天身體的輕鬆與舒適，重現我希望的光芒，是我生命的燈塔。目前，我雙管齊下，除了遵照 XX 生技公司許護理師的指示準時服用人蔘皂苷外，也配合醫師所安

排的放射及化學治療，到 98 年 7 月 3 日整整一個月了，我沒有出現電療、化療的副作用，CA-125 指數 160 降好多了。我堅信在不久的將來，絕對能夠快快樂樂的站起來，享受著真正人生。

　　我的先生大我兩歲，是個退休的中學教師，天天煮菜弄飯張羅內外，對我體貼備至，並隨時注意我是否按時服用人蔘皂苷，為我準備茶水，從未間斷。長女每天開車陪我到醫院電療，每週的化療次女陪我在醫院過夜，她是位護理師，看到我都沒有不良反應，又高興又驚訝。她說到她先生的大姊，住在德國患大腸癌手術已經一年多，西醫說他們能做的都做了，除了給止痛藥和輸血外都不敢給她做化療，因為她瘦到只剩 30 多公斤，真的是「皮包骨」。我叫次女立即郵寄人蔘皂苷去德國，那天聽說她到醫院輸血之後有發燒不適的現象，幸好接到人蔘皂苷就馬上服用，第二天就感到舒服清爽，還打電話要我次女回法國時多帶幾瓶回去，同時我也介紹護理師許小姐給她並相互聯繫，我真心祝福她從今而後在人蔘皂苷的協助下，享受快樂美好的人生。（前天，接到消息她已安詳的蒙主寵召。）唉！太晚知道人蔘皂苷，如果早個半年知道……

　　我知道我「抗癌」之戰才開始，但我並不孤獨，因為我有一個強壯的後盾—「人蔘皂苷」，一定會打勝仗，並為所有生命勇士——「癌症病友」，鼓勵喝采，加油！加油！再加油！今天我要再度入開刀房，醫生說我的 CA-125 只剩 30，說我要降到醫生的標準，不是夢想！

　　啊哈，我的未來不是夢，我的健康不是夢，真！真！真！的感謝我的貴人「人蔘皂苷」。

2.（卵巢癌）台南 沐恩小姐 53 歲 把握今天・珍惜當下（97 年癌友會分享）

　　我今年 53 歲，是個國中老師，罹患癌症至今已經四年多了，我記得當初我是 94 年 4 月 19 日那天早上起床時發現褲子上有點血跡，當時我已停經半年多了，雖然覺得有點奇怪，但心想停經後月經偶而出現應該也算是正常的事，所以本來並沒有預計要去看醫師，但剛好那天上午第二節我沒有課，我想說也一年沒做過抹片檢查了，就順便去婦產科診所找我的醫師做抹片檢查。

　　我的二個小孩都是這位診所醫師接生的，所以檢查前我還跟醫師一邊聊天談笑，直到醫師照超音波時驚訝的對我說：「你怎麼長了這麼大一個瘤？」依其判斷認為極有可能是卵巢癌，他一臉凝重的詢問我有沒有吃其他補品、補藥，並要我立刻轉到大醫院做進一步檢查。

　　因為我們一般的觀念罹患癌症就等同死亡，所以當我一聽到這個消息心裡就感到很無助，許多紛擾的念頭在腦海打轉「怎麼辦？我的二個孩子才念國中」「我還要回學校上課嗎？」「未來要如何治療？」「能治療得好嗎？」當時的心情真的是又複雜又害怕，只能緊張的打電話給我老公求助，當天我們就立刻到嘉義 xx 醫院檢查，並於 94 年 4 月 26 日住院動手術後確認是罹患了卵巢癌第二期，然後從 94 年 5 月 1 日開始做化療，到 94

年 7 月底總共做了 6 次化療。

我會認識人蔘皂苷是因為我同事黃老師的關係，黃老師的先生是肺腺癌病人，在一開始治療時他的身體狀況就很不好，但服用人蔘皂苷二個星期之後，不但體力改善非常多，白血球也轉正常，他從原本只能臥床到可以自己去運動甚至開車外出，因為親眼所見這樣的成效，所以我對人蔘皂苷留下相當深刻的印象。

只是當時我的主治醫師一直告誡我不可以吃任何中藥和補藥，直到我做完第四次化療時，我的白血球掉到 1000 又發高燒住院，心裡真的感到很無依，完全不知道該如何面對這樣的情形，但醫師認為這只是做化療的正常反應，還表示下次白血球可能降到幾百或個位數，雖然對接續的治療不利，但他也束手無策。

在這個狀況下我仔細的看書研讀人蔘皂苷的實驗數據、上網收集資料，除了發現中西醫整合治療對癌症的益處，也了解到人蔘皂苷可以提升體力和抵抗力，對於癌症的轉移復發都有相當的幫助後，我決定勇敢的違背醫生交代，選擇服用人蔘皂苷，所以在第四次化療之後我就開始服用人蔘皂苷。

服用人蔘皂苷之後我的白血球很快就回升，之後第五次和第六次化療白血球也都維持 2000 多，並沒有像醫師所預期的下降問題，而且在五次化療前抽血檢測我的癌指數還大幅降低許多，這也是讓我對人蔘皂苷有信心且願意持續服用至今的主因。我剛開始服用人蔘皂苷的劑量最高是每天 15 顆，之後是 12 顆，現在是每天 6 顆

做為保養。

94 年 7 月底療程結束後，健康就變成自己的事了，醫師就只負責回診時幫我檢測結果。我還是繼續服用人蔘皂苷，以及選擇練氣功做保健，我記得當時人蔘皂苷的護理師一直告訴我：「你不要把自己當成是病人，既使在做化療期間，只要你精神好一點的時候，還是要戴個口罩出去走一走，買個東西、曬曬太陽都好，身體許可時也可以做點家事，讓自己維持正常起居生活。」癌症治療過程確實很辛苦，但我們除了聽從醫師的指示之外，自己能做的就是心情放輕鬆，而且病人生活能夠維持正常，對家人也會產生正面影響，所以我都盡量學習不要把自己當成病人看待。

生病是很無奈也很辛苦的事，沒有人喜歡生病，尤其是癌症這麼大的疾病，但還是要勇敢的面對它。在治療過程中我聽過很多病友都有使用不同的方式來提升自己免疫力，而且我發現大部分有服用提升免疫力保健品的病友們，治療過程確實比一般病友順利，現在回想起來，總覺得自己當初應該早一點服用人蔘皂苷，就可以讓自己少受一點苦。

很感謝 CWM 博士研發了人蔘皂苷這麼好的產品，在我當初心情那麼害怕無依的狀況下，就好像抓到一塊浮木可以依靠，我真的很信賴人蔘皂苷，也希望自己能夠更審慎面對癌症這樣一個疾病，因為癌症最令人害怕的就是復發和轉移，我希望能藉著持續服用人蔘皂苷，未來順利的陪伴孩子一起成長。

　　我覺得面對疾病其實有時候可以反面思考，沒有人
比罹患過癌症的人更懂得珍惜生命，更懂得活著有多
好，一定要讓自己活在當下，因為昨天已經過去了～沒
有人知道明天會發生什麼事，只有把握今天、珍惜當
下，才能讓自己活得更好。

3.（肺癌）宜蘭 林小姐 50 歲 愛相隨我不孤單（癌友會分享）

　　我住在宜蘭，是一個家庭主婦，民國 93 年底我因為咳嗽而至診所就醫，剛開始我以為是小感冒並不以為意，但在診所治療了一段期間後，咳嗽狀況還是沒有得到改善，直到民國 94 年初，診所醫生建議我最好去大醫院做詳細檢查。我之後到 XX 醫院做完檢查後才知道自己罹患了肺癌，醫生診斷後就告知我必須要開刀治療，當時我的心情並沒有受到太大震撼，只覺得人生病了自然要看醫生、要做治療，認為只要自己好好配合醫生的療程就沒問題，所以並不會感到恐懼害怕。

　　第一次開刀時，醫生發現我的腫瘤無法切除，所以就建議改採取化療方式，面對第一次化療時，我勉強還可以忍受身體的不適，但因為肝臟產生副作用，所以一度暫停化療，延至民國 94 年 7 月我第二次開刀後，才開始進行下個療程。在第二次化療時，副作用開始顯現出來，到第三次化療時，我真正體會到化療的痛苦和對身體的殺傷力，開始對化療的副作用感到退縮、排斥甚至害怕，我發現自己原來是如此的瀕臨死亡邊緣……。

　　持續的化療讓我副作用加劇，當時我無法睡覺、眼睛模糊且耳鳴、耳朵不停嗡嗡叫、嘴巴和舌頭都十分乾澀、牙齒也好像隨時要掉落一樣、全身都酸痛無力，要

洗澡時連拿蓮蓬頭的力氣都沒有，後來我甚至連脖子都抬不起來，想張開嘴都很困難，講話也發不出任何聲音，只能像啞巴一樣用手比畫，手指卻麻木如針刺，手心也不時熱燙到就像有火要引爆一樣，到最後我幾乎已經是寸步難行，下樓梯時只能倚賴我先生緩步揹著我，但上樓梯時因為先生負荷不了我的重量，所以我就靠自己雙手雙腳慢慢爬上樓，當時的我真的感到相當的難過與痛苦。

　　化療的折磨讓我身體只剩一具空殼硬撐著，那樣的痛苦只有曾經歷過化療的人才能真正體會，我原本是位很樂觀的人，但卻還是無法克服化療的痛苦，那時我還曾經萌生想要放棄治療的念頭，我告訴我先生和主治醫生如果我撐不下去，希望他們不要再幫我急救，當下我真的寧願死也不願再承受這樣的痛苦，所以主治醫師為了安撫我，要我改採口服化療藥以降低副作用，我先生也一直鼓勵我要撐下去，兒子們還安慰我說：「媽媽，你一定要繼續治療，你一定會好的。」所以我就接受口服化療藥繼續治療，但事實上口服化療藥的副作用，對我就如同喝農藥般痛苦，常常讓我情緒崩潰到想撞牆一死了之。

　　當時一直陪伴在我身邊的家人，雖然看著我飽受化療之苦，卻從未放棄救我的任何一絲希望，我的先生和兒子他們三個大男人，不分日夜細心照顧著我，在我治療期間他們不斷的尋求任何可幫助我的秘方，想將我從生死邊緣救回來，那時有很多人介紹各式中藥偏方和保

健品給我們，我也曾嘗試服用中藥偏方，但有些卻會產生副作用，或許不是每個人的體質都適合服用，而且中醫師也未必真能深入了解每個病人的體質狀況。後來我先生找到了人蔘皂苷這個產品並鼓勵我服用，先生知道我會顧慮價錢，還一直告訴我：「你不要管人蔘皂苷的價錢，只要你能吃得下才是最重要。」我心想先生是如此愛護我，如果我選擇就此放棄，他一定也會活不下去，而且既然人蔘皂苷是沒有副作用的，我決定抱著最後的一絲希望服用看看。

我還清楚的記得在第二次開刀剛結束時，我的 CEA 指數是 3.3，接受口服化療藥後 CEA 指數上升至 4.26，沒想到我服用人蔘皂苷之後，再做檢查 CEA 指數竟降到 1.81，而且剛開始服用人蔘皂苷對我最明顯的幫助是體力的恢復、副作用的減輕，原本我連端一個茶杯的力氣都沒有，可是服用人蔘皂苷不到一星期，我竟然可以幫家中小狗洗澡，也因此讓我和先生開始對人蔘皂苷產生信心，並相信人蔘皂苷對我的幫助，我覺得自己的人生還是有希望的，為了給自己一個再生的機會，我就這樣不間斷的按時服用人蔘皂苷至今。

我希望癌友們不要放棄自己本身的求生意志，只要不放棄，人生還是有希望，因為「生命是無價的，沒有人能預估自己後半輩子歲月有多長，健康是自己的，我們往往在失去健康後才了解健康的可貴。」化療對身體的殺傷力真的很大，我本身的經歷就是最好的例子，若沒有健康的本錢和體力確實很難撐過療程，所以唯有先

提升自己的生活品質，才有機會勇敢面對癌症，但我和
家人也清楚再好的保健品若不配合好的作息、飲食習慣
都是枉然，所以先生對我生活起居和飲食一向都照顧得
很好，我也會盡量避免食用醫生提醒要忌口的食物，並
努力維持正常作息和運動習慣。

　　因為決心想遠離被化療病魔折騰的生活，所以當我
服用人蔘皂苷副作用減輕、體力提升之後，我開始回復
做家務事的習性，除了盡好家庭主婦的本分還可活動筋
骨，另外，我先生每天都會陪伴我一起做運動，以前我
們每天清早都會去羅東公園跟一位老師學氣功健身，現
在則是聽從我先生建議改至梅花湖運動，因為梅花湖空
氣很好，除了可做運動健身，更可兼做森林浴吸收負離
子，而且我們不用趕課程時間更不用面對人潮擁擠，我
常笑著告訴先生：「在這裡你好像是我個人的健身老師，
我就是你唯一要教導的學生。」而且每次做完運動，我
們還會延著小徑爬到瀑布底下，一邊伸展身體做擴胸運
動，一邊享受瀑布源源不絕的天然氣流。畢竟化療後骨
骼和內臟傷害等後遺症，是需要很漫長的時間來復原
的，我建議所有罹患過肺癌治療後的病友一定要做擴胸
運動，要相信只要持之以恆的運動對身體絕對會有很大
幫助。

　　家人的陪伴是癌友最重要的心靈支柱與力量，所以
家人千萬不要放棄對癌友的支持，不要把所有的責任歸
咎於醫生或看護，我今天能活下來除了人蔘皂苷的幫
助，最主要是來自家人照護、朋友的扶持力量，我很感

謝 XX 醫院李醫師療程期間對我的鼓勵，李醫師他是個很能體會病人心情，而且幾乎天天都會來巡房探視病人的好醫師。另外我也要謝謝羅東公園氣功老師免費提供教學課程，以及感恩週遭友人對我無微不至的關懷與付出，療程期間友人們不但細心的幫我補充日常生活所需，甚至笑淚與共陪伴我度過化療低潮，雖然曾經歷過被化療病魔折騰的痛苦，但我現在盡量學習以更樂觀態度面對生活，因為人生這樣走來～能幸運擁有家人與朋友們這麼多的愛與關懷，我應該是全世界最幸福的女人。

4.（乳癌）台北 羅老師 50 歲 迎向陽光（97 年 人蔘皂苷徵文-二獎）

　　「什麼？癌細胞轉移了！」晴天霹靂的震撼讓二年前誤以為的運動傷害真相大白，我著實的低聲啜泣，無法抑止的淚水狂洩而下，溫涼的淚水能洗刷什麼呢？二月台灣的寒冬伴襯著復發轉移的痛，坐臥起站全成了問題，每隔二小時的醒來，只因我想翻身，但是我失去了翻身的自由與權利，骨盆腔已成了一座死山，沒有支撐，全身上下就因著腰圍分成兩截。人說：「身首異處」，而我卻不知什麼叫「身體」，那昔日的完整，遺落在記憶匣裡，一個能舞能動能瑜珈的我，怎麼可能只是個回憶？醒來時，不斷的回想著：「生命是否就要在此打住？」

　　醫生說：「乳癌轉移至骨頭，就已經是第四期了……。」可是我的意識清醒，我還不打算死去（雖然我知道人都會死），我還有未完的事，良知裡還有要履行的承諾，生命裡還有夢想尚未實現，我還想培養熱愛生命的能力……。我真的覺得生命不能只有這樣啊！但所有顯化的轉移，至醫學檢驗的領域裡，歷歷分明，任憑想否認，都也只是個「痴」，直覺裡，隱然知道，這狀況要帶領我學會對應，當快艇擱入淺灘時，肯定無法瞬間轉頭，它需要時間，需要經歷不行，更需要從硬轉化為彈性……，生命的深處，似乎要從這裡開始……。

　　我承認自己的不行，如實的接受善意的回饋，人蔘皂苷讓我溫和漸進的擁有體能，先生的關心我無法違抗，而人蔘皂苷能協同藥物治療的成效，令我振奮……。當然身邊所有認識的親人朋友的支持，無論有形無形，我都感動在心，我知道每個人的良善都是來自同一個地方──生命的本源。伴隨著這股力量，我帶著殘破贏弱的身體，到 XX 醫院做了 10 次放療，親自拜訪 XX 醫院的 XX 醫師，他們多年醫療經驗的中肯建言，讓我內心裡充滿敬佩與感謝，我知道這一切還是得由自己決定。

　　97 年 4 月的某一天，我一個人單獨坐在素食餐廳裡，跟著一群陌生人用餐，那瞬間，感動著所有生命在一起的能量，不用交談，內心的悸動與好友交談後是一樣的興奮著，如果，我們對待陌生人能像對待老朋友般的熱情洋溢，如果，我們都願意學習友善來對待著彼此，如果，我們能不在乎自己的得失，只在乎來人間一趟與人真心的相待，那該是身處聲囂裡而無車馬喧，所有的雜音都轉化成天籟，台北盆地燠熱的暑夏，也不過是個過客，它每一次去留都只是歲月來去之間的協奏，人們在乎的是一種長久不滅的情感，即便肉身不在，但溫暖依舊，在每個獨處的夜裡，心安理得，回首前瞻，都讓人覺得沒有白來一遭，那該是我今生要追尋的真理吧！於是，內心一句：「我決定從死亡裡回來。」強烈的鼓舞著自己，我走向陽光的來處，97 年 5 月開始，癌指數陸續下降中……。

5. （膀胱癌）高雄 李先生 67 歲 爸爸再展笑屬 （98 年人蔘皂苷徵文-二獎）由女兒李小姐撰 寫

今年過年，跟往年一樣長期在台北工作的我，開開心心的回家跟家人團聚，享受難得的天倫之樂，爸爸還是一如往常，臉色紅潤開心的到高鐵站接我回家，那幾天假期，和老爸閒聊時，無意間聽老爸提起他最近尿尿有點痛，我緊張的詢問是什麼症狀，有沒有去看醫生，爸爸說有去看醫生，醫生說是攝護腺發炎，說男生老了都會這樣，我鬆了一口氣，想說醫生既然檢查過說是慢性發炎，應無大礙，但是想不到這卻是惡夢的開始。

假期結束回台北後，屢次打電話回家，詢問是否已痊癒，怕我擔心的爸爸都說比較不會痛了，醫生也說爸爸的病情是慢性發炎要長期吃藥，我建議爸爸換個醫生看，但是換了幾個醫生吃了不同的消炎藥，狀況仍時好時壞，拖了將近四個月，爸爸去大醫院檢查，才知道已經是膀胱癌末期，癌細胞已經擴散到肺部了，主治醫生很坦白的告知我們，膀胱癌如果要根治就是膀胱整個拿掉，那是一個大手術，但是他不建議爸爸這樣做，因為癌細胞已轉移到肺部了，開刀只是增加病人的痛苦，就算化療效果也有限，像爸爸這種情況平均存活期是半年，突如其來的噩耗讓我流乾了眼淚，上網找膀胱癌相

關訊息，心裡面有千百個問號，不是吸煙或是長期接觸染料或是烏腳病區域的人才會得膀胱癌嗎？爸爸這些都沒有呀，而且他還是個素食者，跟膀胱癌八竿子打不著關係，但是上天就是這麼愛開玩笑！

　　主治醫生只幫爸爸進行簡單的膀胱腫瘤刮除手術，我知道那個是針對惡性腫瘤未轉移的情況下做的手術，但醫生也束手無策，只好先刮除癌細胞再做打算。手術過後，爸爸排尿疼痛的狀況解除了，半年來身受排尿疼痛之苦的爸爸，鬆了一口氣，以為自己動完手術出院後，就雨過天晴，又可以回復以前的生活，看著爸爸開心的笑容，他真實的病情，我們怎樣都說不出口。爸爸的個性耿直，絲毫沒有懷疑如果只是無關緊要的小病，為什麼所有的親戚朋友都憂心匆匆的到醫院探望他。

　　醫生跟我們說依照肺部 X 光看起來，癌細胞已經蔓延開了，但是我們詢問醫生如果肺部情況這麼嚴重，為什麼我爸都不會咳嗽或是喘氣，醫生說那是還沒有發作，想不到回家只有短短的一個星期，爸爸病情急轉直下，從不會咳嗽演變成氣喘到幾乎無法呼吸，這一個星期間我們帶爸爸回醫院複診，醫生也只先針對膀胱的部分注射化療藥物，肺部的腫瘤部分似乎也無可奈何，或者是說我們並沒有積極的要求化療，我們恐懼化療帶來的副作用深怕更加危害爸爸的身體。但是眼看爸爸已經無法喘氣，朋友介紹了另一個腫瘤科權威醫生，我們急忙帶著爸爸另外找醫生診斷，醫生只說盡快帶他來住院化療，當天爸爸立刻住進醫院，開始接受化療。

　　在爸爸第一次住院化療之前我就開始讓他服用人蔘皂苷，會接觸人蔘皂苷，其實也是一個偶然，得知爸爸罹癌後，我上網搜尋一些相關知識，無意間看到人蔘皂苷的報導，二十年前，我母親也是乳癌過世，那時罹患癌症的人很少，加上當時科技不發達，母親服用了很多奇怪的偏方，千金散盡外也受盡無數的苦楚，年紀還小的我懵懂無知，只有印象媽媽常常痛到哀嚎，甚至半夜送急診，所以我心裡很清楚，那些喪盡天良的奸商，常在病患家屬著急無助的時候趁機斂財，打著抗癌的名號推出的產品，很多其實只不過是維他命，甚至是有害人體的東西。而人蔘皂苷是經過科學的驗證，讓我對這項產品比較有信心，雖然價格不斐，但是只要我親愛的爸爸身體可以不受痛苦，省吃儉用我都要買來給他吃。

　　爸爸很順利的完成第一次化療，一點副作用也沒有，甚至氣喘的情形也消除了，爸爸開玩笑的說早知道就快點來化療，害他吸不到空氣痛苦這麼多天。很快的醫生五天後又幫爸爸做第二次門診化療，第二次化療的副作用產生了，他全身起紅疹過敏一大片像火燒傷一樣，我們急忙聯絡醫生，帶爸爸去醫院打了抗過敏針才恢復，除此之外卻也沒有其他副作用，醫生表示他幫我爸打的化學藥物，應該不會有過敏的副作用，並說我爸體質對化療藥物很敏感，過敏消退後，我爸又生龍活虎，完全看不出是重病患者，相隔一個星期，爸爸又必須住院做第三次化療，醫生換了化療藥品並且加重藥量，化療當下爸爸並沒有任何不舒服，出院那幾天爸爸

也沒有其他傳說中化療可怕的副作用，精神狀態比之前剛發病時好了很多。

　　但是幾天後，化療厲害的副作用來了，爸爸口腔黏膜破了，講話吃東西都很痛，所以他拒絕吃東西甚至喝水，因此也導致免疫力迅速降低，白血球降到只剩下一百多而緊急住院，醫生打了抗生素和葡萄糖幫助不想進食的爸爸補充體力，也請耳鼻喉科醫生幫爸爸擦藥讓口腔潰瘍趕緊癒合，經過兩天的治療，口腔潰瘍好了一點，爸爸開始恢復進食，白血球也像搭了直昇機一樣，從一百多上升到九千多，醫生說爸爸恢復的情況良好，肺部腫瘤也縮小一半。

　　出院後，原以為爸爸經過三次化療的折磨會很虛弱，但是意外的爸爸的精神跟之前比起來好得讓我驚訝，還可以自己開車到處拜訪朋友，我不知道這是不是人蔘皂苷的作用，但是病發後兩個月了，爸爸也服用了人蔘皂苷持續兩個月，我相信是累積在體內的人蔘皂苷，讓爸爸可以對抗腫瘤和化療藥物的雙重折磨，讓體力和精神卻越來越好。

　　我知道人蔘皂苷並不能完全消除腫瘤，但是我相信人蔘皂苷可以做到對抗腫瘤，延緩腫瘤發展速度，降低化療副作用，我很慶幸在爸爸做化療之前我就得知人蔘皂苷訊息，我也相信只要讓爸爸持續服用人蔘皂苷，就可以讓爸爸和癌細胞共存，維持生活品質。現在每次只要打電話回家，聽到爸爸開心的說，他今天又開車出去哪裡走走逛逛，我就感到無限的欣慰，也期待人蔘皂苷

提煉技術更加發達，這樣就可以更普及化，造福更多癌
症患者。

6. （肛門癌）嘉義　廖小姐　41 歲　生命中的另一
　　扇窗（97 年人蔘皂苷徵文-首獎）

　　　　肛門惡性腫瘤第二期……錯愕！直到開始接受治療，我心深處的感覺還是──錯愕！

　　　　當病理切片報告出來，被告知罹患惡性腫瘤時，我還很俏皮的反問醫生說：「你確定？」而醫生卻正經八百的回答我說：「我確定！是惡性腫瘤，也就是所謂的癌症！」雖然當時醫生發揮了「快、狠、準」的功力，除了解釋我所罹患的病症與其治療方式外，當下開出「重大傷病」的申請單，並立即幫我安排住院以利進一步檢查，但我還是不信邪地在北、中、南幾家教學醫院裡奔波，除了再次確認是否誤診之外，也確認治療方式真的只有「因罹患腫瘤位置特殊，無法以外科手術方式切除，僅能以化療、放療的方式治療」。至此，我也終於體認我已是「抗癌俱樂部」的成員之一了。

　　　　而平常看似樂觀進取的我，在有意無意中自我封閉了！我想著：我還有好多事情要做，我需要獨處的空間、我需要沈澱一下我的心靈，我需要好好思考一下，接下來我該怎麼做！於是乎，除了親自打電話向人事室告假後，婉拒了同事、朋友間的關懷問候；所有的電話都由老公過濾，只要是非家人的電話，一概謝絕。只是那些真心的關懷對當時的我來說，都是沈重的負擔，因

我覺得我的身、心、靈都無法承受了。

　　同一時間，我卻也發現自己對於「癌症」竟是一無所知。該如何抗癌？該如何減緩因治療所帶來的副作用？該如何飲食？該如何維持體力？該如何提升自體的免疫力？該如何讓自己看起來不像一位罹患癌症的人？太多太多的問號在我腦海裡打轉！在家人的關心下，我根本沒時間做一位自怨自艾的癌症患者，我必須在開始接受治療前做好生理、心理上的準備，以完成化療、放療的整個療程。所以我積極地從書上、網路上、各種可以搜尋的管道去尋找答案，再與醫護人員做充分的討論，來化解我心中所有疑惑，帶著平靜而不畏懼的心情接受第一次住院化療。我相信唯有這樣，才不會造成父母親和先生沈重的壓力與負擔；也只有如此，父母親和先生才能帶著平靜、輕鬆的心情陪伴我共同去面對未來我要完成化療、放療的療程，即使現在回想起來，整個療程還真的是非常艱辛。

　　因此，我一方面開始接受正規的醫療，另一方面則尋求品質良好的補給品來減緩因治療所帶來的副作用以及調節、提升自體免疫力。親朋好友們亦給了許多的意見，父母親和先生總是審慎評估、篩選，就怕誤信偏方而造成另一種傷害；此時，一位亦師亦友的大姊以自身的見證推薦我服用人蔘皂苷，來作為我抗癌的補給品，並在一次探視中，為我帶來一份有關人蔘皂苷的資料。

　　在經過評估之後，我在第二次住院化療之前即開始服用人蔘皂苷。說也奇怪，本來難以承受化療之苦的

我，在連續高劑量服用一個月後，覺得副作用減輕許多，體力也較之前提升，還很期待接下來的化療與放療的療程能快點進行。雖然主治醫生告訴我，人蔘皂苷並非什麼仙丹或特效藥，建議我不要亂試一些非正統療法，但我深信人蔘皂苷的確在整個療程中讓我有了更好的抗癌效果，也讓生活品質提高許多。現在，病癒的我除了更加注重飲食起居外，還是每天服用人蔘皂苷來持續保養自己，因為它已成為我生命中不可或缺的一部分。

7.（淋巴癌）台北 王先生 75 歲 雲淡風輕話罹癌（98 年人蔘皂苷徵文-二獎）

　　前（96）年底，因為身體常感不適，頭暈、呼吸不順、心律不整、體重下降，經住榮總做了一系列檢查，含抽骨髓檢驗，最後確定罹患淋巴瘤。瘤，癌病也。（指惡性者）。醫生告知要做 6 至 8 次化療，於是自去（97）年一月開始半年內完成八個療程。爾後每三個月追蹤檢查一次，如今已做完四次檢查，一切正常。我也遵醫囑，注意日常飲食起居，不能讓癌復發，如果復發就會變成大問題。

　　人，不生病不知身體健康的可貴。我今年七十有五，平日生活規律，每日運動，頗為注意自己的飲食起居，不知為何罹此重症。成大醫學院護理系趙可式教授罹患乳癌，有人問她：「妳是醫療專業人員，為什麼會是妳得這種病？」她說：「人都是吃五穀雜糧，而且眾生平等，為什麼不是我？」從趙教授的啟示，我的「為什麼是我？」的疑問，也就坦然釋懷了。

　　其實，民國 79 年從公職退休後，接觸一些佛教書籍，對生死問題早已看淡、看開。10 年前就預立遺囑，逐年隨情況修正：在江蘇家鄉預置墓穴一處，將來落葉歸根。因此當醫生告訴我罹患淋巴癌要做化療，當時我的反應平靜得連醫生都帶著疑惑的眼光看我。因為聽說

有些人一聽醫生告知罹癌時，就彷彿大難臨頭、末日將至，整個人精神都崩潰了。而我卻只是淡淡的跟醫生說了一個「好」字，並問他：「要做多少次化療？什麼時候開始？」。去（97）年 5 月 8 日做完第 6 次化療時，醫生問我還要不要繼續做，我決定把八次化療做完，就這樣 97 年 6 月底完成八個療程。

曾經在一個診所的牆上看到一句標語：「愉悅的心情，乃治病之良藥。」罹癌後，在做化療的同時，自己體會到心理治療甚於生理治療，因此決定從心理著手治癌，除了看一些防癌、治癌、保健等類書籍，聽一些有關癌病與養生方面的演講，也在現有平靜心情的基礎上，加強心理建設，充實精神戰力，看了一些精神修養、心靈智慧等叢書，以堅定意志，強化精神武裝，與病魔戰鬥，不為病魔所困擾、擊敗，更重要的是，面對現實、快樂的活下去。此期間，接觸到有關人蔘皂苷的資訊，經與護理師羅小姐洽詢研究，在她解說並鼓勵下，開始服用人蔘皂苷，迄今一年，精神、體力、氣色都有所進步，而且四次追蹤檢查，均屬正常過關。對此，要感謝護理師羅小姐的幫忙。

此外，我每天早起運動兩小時，包含走路一小時，平甩手三十分鐘，運動器材三十分鐘。本來我就有運動習慣，8 次化療我能挺下來，不得不歸功於長期體能鍛鍊的結果。罹病後，我更是注重運動，增加抵抗力，即使住院化療期間，我還是每日清晨五時起床，在院區步行一個半小時，爾後回病房盥洗用早餐。出院後第二天清

晨即外出運動，一位常在運動場上見面的朋友很訝異的問我：「你剛做了化療回來，副作用的反應即將逐漸顯現之際，為何不多休息幾天，而急著出來運動？」我告訴他：「我的體能狀況還可承受化療的副作用反應，待在家裡，身體反而不舒服，心中也有一件事情未做的感覺。」因此，除颱風大雨外，我都風雨無阻，年節週休也照常外出運動，我的體認是「健康不能偷懶，運動沒有假期」。

　　之前每次接到醫院通知去做化療，我都獨自提著簡單行李，帶著希望向院方報到，完成一次療程後，又獨自提著簡單行李，帶著愉快心情離院回家。同房另一病床的病友問我：「為何沒有家人陪伴照料或請專人看護？」我告訴他：「我能自理生活，不需麻煩別人來照顧。」而且我是簡單的淋巴瘤，做完化療三、五天即可出院，不像有些病友癌細胞已經轉移，需要時間住院治療，行動上也較需要人照料。所以我能獨來獨往，短時間即可出院，常使病友們欽羨不已。我想這跟我對罹病後抱持良好的心態與維持體能基礎有正面關聯。

　　飲食方面，原則上是三分魚肉類、七分蔬菜，蔬菜以水燙，魚類則以清蒸，清淡飲食又兼顧營養。每日喝綠茶，取其兒茶素，抑制癌細胞的產生。日服維他命B、C、E、甲殼素、深海魚油等各一粒，增強身體免疫力、抗氧化，抑制癌細胞的產生與繁殖。另外，我三餐後都會食用乳酸菌粉末一小匙，增加腸內益生菌、幫助消化、順胃通腸、促進健康，這也是護理師羅小姐鼓勵

我服用的保健品。

　　至於我和老友聚會應酬，為了助興，酒是淺嚐即止，餐是蔬菜為主，不復當年大口酒、大塊肉的豪情了。其實老友們都是七老八十的人，在飲食上也知有所節制，不再勸酒鬧酒，這倒對我治病幫了一忙。因此，每有老友聚會，我都會盡量參加，在那種場合，年少的往事、現在的趣事，高談闊論，互謔一番，彼此都變成一群老頑童了。在有伴唱機的廳房內，儘管五音不全，照樣有人獻唱，就是製造噪音，博得一些掌聲，也算是自娛娛人，獨樂不如眾樂。大家都有一共識，老友聚會，吃吃喝喝那是小事，歡聚一堂，嘻嘻哈哈笑聲不斷，比悶在家裡要健康多了。等宴畢人散，各自打道回府，度過愉快的一天，夜晚我就帶著輕鬆愉悅的心情安然入夢，幾忘卻此身是罹重病之人。對於聚會，有人說參加一次、少一次，我則說參加一次、賺一次。

　　總之，癌病可不可怕，端看你如何對待它，我之所謂心理甚於生理，強調的是身體有病，心不要病，在治療上，三分藥物、七分精神，有堅強的意志，不畏懼的精神，再加上愉悅的心情，對藥物的療效，則有相乘的作用。最近在報上看到一句話：「最好的醫生是自己—只要有良好的心態，人體就有很大的抗病能力。」病友們，請深思體認斯言，我們共勉之！

8.（肝癌）台北 林老師 50 歲 值得研究一下（95 年皂苷徵文-佳作）

　　我是個國中老師，目前服務於台北縣 XX 國中，前年 5 月 7 日，XX 醫院胃腸肝膽科謝醫師告訴我：根據電腦斷層的資料顯示，我的肝臟有三顆腫瘤，最大一顆已有二公分多。謝醫師馬上安排進一步詳細診察，並告訴我說我得了肝癌。

　　晴天霹靂一般，有如一塊大石頭從天而降，沉重的驚恐壓在我心上；5 月 8 日母親節晚上，我向全家宣佈這個消息，頓時天昏地暗，兒子、女兒、老婆還有我，全哭成一團。我們所面對的，以及必須承受的心靈創傷壓力，非外人所能體會。

　　西醫的治療是必須的，而且也最有效，然而，其所帶來的痛苦和副作用，有時並非可以事先預知。這段期間有很多朋友介紹許多秘方，內人服務公司老闆的朋友蕭中醫師也希望能協助我，當然也包括我以前服務學校的同事周主任（目前是台北縣國中候用校長），周主任前幾年因其千金罹患血癌，經 XX 醫院悉心治療已痊癒，他跟我說，他女兒在治療期間，經朋友推薦服用人蔘皂苷；於是給我一本介紹人蔘皂苷的書籍給我及連絡電話，我當天就把該書閱讀完畢。但是由於我本身在學校是數學老師（目前因病改擔任童子軍科目），我需要的是

科學數據及臨床實驗報告，而非病人漫談其見證而已。

於是我先上網搜尋有關資訊，證實目前人蔘皂苷是加拿大、韓國、中國大陸及台灣研發之熱門產品。當然台灣有不少公司在推廣，所以關於產品訊息，就必須仔細問明，並實地參訪。當我見到 CWM 博士後，讓我的想法確定下來，就開始使用。

我本身做人處世講求原則，當處於治療病灶期間，我不願意寫服用人蔘皂苷心得，因為我認為在沒有明確見效之前，任何的見證都是虛偽的！相信這是一個人人皆可認同的合情合理的態度！

此處我不想闡述人蔘皂苷的成份及如何使用，我只引用 CWM 博士的一句話，那就是——人蔘皂苷可以讓我們雖然生病，卻可以活得更有尊嚴。我一年多來始終如一，每餐飯前都固定服用。因為這樣的經驗，讓我願意講述我自己的想法。

去年 5 月份，謝醫師希望我透過血管攝影做診療，我於 5 月 16 日住進 XX 醫院，住院醫師在看完病史後，說了一句讓我深思的話，他說：「依照這類病患的治療經驗來看，平均 3～4 個月，病人均須住院治療一次，可是你竟然曾經有過半年未住院治療的記錄，這頗值得研究一下。」

5 月 18 日早上八點半，由洪醫師親自診察。結束時，他告知我，我沒有新的病灶發生。6 月 2 日回到回診謝醫師時，很高興聽到他說，他很滿意治療結果，接下來只需要繼續追蹤門診即可。

　　在這裡要感謝 XX 醫院謝醫師及歷次住院時的住院醫師，更要感謝前服務學校的同事周主任，並祝他早日分派至其理想之學校擔任校長，當然 CWM 博士以及代理人蔘皂苷公司的許小姐真感謝您們，祝福您們！

9. （鼻咽癌）台中侯先生 29 歲 意外的旅程 （96 年人蔘皂苷徵文-佳作）

　　我，一位年輕的小伙子，曾經，只想著要多賺些錢來貼補家用，也只想著要為自己的前途多打拼些，因此，我過的是日夜顛倒的生活，當身體出現不適時，我單純的以為是這樣的生活導致自己無法負荷，所以只是到一般的家庭診所進行檢查，兩次下來，醫生都說是耳朵發炎，只要按時的服藥就不用擔心了，當時我聽從醫生的指示，很認真的服用藥物，可是耳朵痛、不舒服的情況卻是不減反增，當我再次去檢查，醫生對我的症狀深入了解後，居然拋下一句：「疑似得了癌症！」我心想：「怎麼可能！我現在都還不到 30 歲，癌症這種東西，怎會跟我有關呢？」

　　可是，持續的病痛，讓我不得不正視這個問題，民國九十三年二月初，我轉往 XXXX 醫學院進行檢查，年少輕狂的我隻身前往聽取檢查報告，醫生甚至還問我：「有家長陪同嗎？」頓時我心頭一震：「完了，難道真的是嗎？」此時的我開始感到不安，隨即，醫生很沉重的告知我是罹患了「鼻咽癌」，這一切是那麼令人難以置信，就在此刻，我對未來感到無助，並覺得人生很渺茫。

　　當我向父母訴說這一切之後，他們緊張得不知所

91

措，連日遍尋好的中醫、西醫，更求神問卜尋求偏方，只為挽救我的生命，我知道他們是因為心疼我身體的病痛，我知道他們是因為希望我回復往日的健康，我也知道，他們是因為我可能將不久於人世……，霎時，我明白了父母親的好，我也感受到家人對我有多重要，可是，一想到我病痛的身軀再無法為父母親做些什麼的時候，我只有暗自的傷心、難過……。

接受治療的第一天，醫生說要把不正的牙齒和蛀牙拔除，才不會於日後影響到所有牙齒，那天醫生一口氣拔了我五顆牙，過程中還因為開錯刀導致我牙骨外露，真的很折騰人！這五顆牙一拔除之後，我那一個月就瘦了足足有 20 公斤，我不能像一般人吃正常食物，只能寄望流質的食物能帶給我一些與病魔搏鬥的氣力。

接下來，我過的是與「電療」和「化療」為伍的日子，每週五次電療、一次化療，治療時身體的不適持續侵蝕著我，讓我身心俱疲，這樣的日子真的很難熬，當化療進行到第四次時，我的白血球降到只剩 2000，也因為白血球的數目太低，醫生因此暫停化療，只剩下電療持續在進行著。電療做至大約 20 次時，除了頭髮逐漸脫落，我的唾液腺已被破壞殆盡，唾液也減少了許多，舌頭已經對味覺失去了辨識的能力，所以吃東西時酸甜苦辣都沒有感覺，那時我才真正的體會到所謂食之無味的痛苦。療程結束時我總共做了 51 次電療、4 次化療。

雖然療程期間免不了會衍生副作用，但我比一般癌友幸運的是，在療程中透過一位中醫師的介紹，開始服

用人蔘皂苷，所以有些副作用並不明顯，我看過很多癌
友治療時都要攜帶水壺以滋潤嘴巴、喉嚨，反倒是我的
喉嚨和舌頭都很正常，完全沒有任何紅腫情形，喉嚨乾
燥狀況也不嚴重，所以平日進食都未受到影響，連醫師
都頗感訝異，他推論應該是我還年輕，所以才有較強抵
抗力面對副作用，但在醫院我看過許多和我一般年紀、
甚至更年輕的癌友，他們在治療過程中喉嚨都會破損，
有些還嚴重到無法進食而必須住院。

　　相對於此，在治療期間我曾長達半年都未住過院，
唯一較明顯的副作用是電療讓脖子乾燥脫皮和食之無味
的困擾，但療程結束後，我就沒有再吃過任何西藥，只
靠持續服用人蔘皂苷調養，之後我開始恢復味覺，乾燥
狀況也得到改善，生活品質亦逐漸回復成正常。其實，
癌友不但治療期間很痛苦，連爾後生活品質也會大受影
響，但每次回診，我的主治醫師總是當著我面告訴他週
遭的實習醫師，他認為我這樣的病例十分罕見，不但外
觀完全看不出是癌症病人，而且是他所治療過的癌症病
患當中，生活品質回復最快速的個案。

　　我還記得剛開始，週遭親朋好友知道我得癌症時，
他們都急著推薦抗癌秘方，從各式的藥方到求神拜佛，
甚至還有人建議我上山去尋訪某得道高人求速效丹藥，
但因為我個人比較相信科學數據的實證，所以都一一婉
拒。很多癌友面對輔助療法都有種錯誤的觀念，不深究
保健品的療效，反正就是從價格最便宜的開始吃，等發
現便宜的無效後就只好愈吃愈貴，就算後來真的遇到了

對的保健品，卻往往已無濟於事，畢竟癌症惡化速度是
不等人的，我週遭就曾有認識的癌友因此而錯過了治療
的黃金期。

　　不過，也因為罹患了癌症，讓我對人生有了不同的
看法與體會，在進行治療期間，我觀看了大愛電視台播
放口足畫家—謝坤山老師的故事，謝老師的樂觀、堅強，
讓我深受感動，謝老師說：「我只看到自己現在擁有的，
而看不見自己所失去的。」這句話真真切切的鼓勵著
我，讓我有勇氣去面對接下來的一切。

　　我曾看過一本書，其中有句話令我印象深刻：「癌症
病人不是沒藥醫，病急亂投醫、亂吃偏方才是導致病人
加速死亡的原因。」我個人認為罹患癌症採取中西醫合
併治療是相當好的方式，西醫手術治療絕對是必要的過
程，但中醫則是降低西醫副作用的輔助療養，最重要的
是選對保健品，像我當初就是研讀過人蔘皂苷的醫學數
據以及親睹癌友的實際見證，了解人蔘皂苷確實具有可
增強病患免疫力、降低化放療副作用和抑制癌細胞擴散
的療效，才決定開始服用。

　　罹患癌症也算是與生死搏鬥過一次，治療期間，我
曾經歷過低潮期的恐懼，也曾為了長期的食不之味而多
次痛哭，不只一次質疑自己如此年輕健康，為什麼會罹
患癌症？回想過往，罹患癌症之前我的身體一向很健
康，但當時我沉迷享樂又仗著自己年輕，所以長年習於
夜生活和抽菸，作息極不正常。現在因為了解晚上 11 點
～凌晨 2 點的睡眠黃金期對健康影響極大，所以我常以

自身經歷提醒週遭朋友要於晚上 11 點前儘早休息。

　　其實，每個人身上都有癌細胞，只是癌症病人的癌細胞較為活躍，有位癌友就曾說過：「癌細胞是尖銳的，但只要你常常保持開心，它就會變得比較圓潤，也就比較容易痊癒。」我覺得遇到任何逆境，最重要的是學習「境由心轉」，面對癌症亦然，也就是從「心」去接受罹癌的事實，並盡量放鬆心情去接受治療，並就如同慈濟證嚴上人所言：「把心交給菩薩，把身體交給醫生。」

　　人往往要跌倒才知道痛，罹患癌症雖然是我人生的一場意外旅程，但如今的我，卻更能體會平凡的幸福，不但開始相信宗教，也學會靜心看書，進而從中得到更多的人生啟示和省思，這也算是我這段意外旅程的另一番收穫。

10.（舌根癌）台南 林先生 44 歲 真情溫暖人間 （96 年人蔘皂苷徵文-佳作）

　　去年 1 月無意間發現右邊脖子上方長了一顆瘤，立即開始做檢查。天啊！報告說：我患了舌根癌，脖子上的瘤是已經移轉至淋巴腺，也就是第四期。我質疑，3 個月前我才做血液檢查與肺部 X 檢查（那時有咳血現象），報告也說一切正常，為何才短短 3 個月變化會如此大。

　　太突然了，我才 43 歲，家族中沒有一人有過此病症，為何會找上我，為何我會患此症，一連串的問號？前不久才送走老爸（因年邁已高）與姐夫（口腔癌），那種失去至親的痛還未退，現輪到我。為了不向命運低頭，也為了要爭取更多明天，我決定立即接受治療，原本是希望能立即開刀，把原發癌拿掉，但醫師不建議開刀，因癌長在舌根很深層，開刀後，立即影響生活品質，相對有可能會影響聲帶無法發聲、也必需灌食。沮喪再沮喪，自認身健如牛，百毒不侵的我，真是絕望至谷底。

　　醫師說：只能先化療後再做放療。我知道，唯有積極的配合治療才能帶給我一線生機。第一次化療，一週 7 天，我整個人像與牆壁為友，不能離開機械，那種滋味，非當事者是無法體會，想到姐夫被癌魔折騰的不像人樣就心生恐懼。幸好週遭親朋好友的鼓勵，讓我勇敢面對病魔，也在這時經友人介紹開始服用人蔘皂苷，在

化療的過程中，我歷經頭上無毛、10 根手指頭指甲全變黑。也不曉得是否因服用人蔘皂苷的關係，化療的過程沒有想像中出現其它該有的副作用（像噁心、嘔吐、食慾不振、白血球不足，在未服用皂苷前我的白血球是下降的）。由於醫師交代要多吃高營養的食品，體重與體力不可往下掉，否則即使有再好的療法，身子撐不過去，什麼都不用談，又如何與癌細胞對戰，因此在 26 次化療期我體重有增無減。

接下來的放射線治療它的副作用，讓我永生難忘，由於病灶是在舌根，放療的部位就在頸部，那種口腔黏膜潰瘍，整個舌頭像被開水燙過一樣，連吞口水都困難，更別說吃食品。因此在 36 次放療的過程，讓我瘦了10 公斤，心想一定無法如期的完成這療程，但在家人與醫師的鼓勵下，癌細胞要趁勝追擊不可間斷療程，否則功虧一簣，前面的煎熬有可能白費了，在不間斷的服用人蔘皂苷下，漫長的放療也順利完成。

今年 5 月，我再度做了血液腫瘤指數、電腦斷層、核磁共振、正子造影。醫師說一切正常。歷經一場病痛，我要感謝醫護人員，由於你們的用藥正確讓我再度擁有健康的身體，及所有關心過我的親朋好友，沒有你們的鼓勵，是無法走完那艱辛的療程。在此更要感謝中華民國身心靈健康關懷協會的伙伴們，這期間不斷的提醒我要按時使用人蔘皂苷和提供一些醫學疑惑的詮釋，使我一路走來倍感人間是溫暖的、是彩色的。同時我也清楚地認知到，要讓自己有良好生活品質，和更多的明

　天，以前常喝酒的惡習一定要根除，及每天服用人蔘皂
苷來調養自己的身體。

11.（腦癌）台北 陳小妹 12 歲 伊是咱的寶貝 （癌友會分享）

　　我曾經以為再也無法看到女兒翩翩起舞的身影……，女兒從小就很喜歡舞蹈，個性活潑好動的她一直是我們全家人最寵愛的開心果，但民國 94 年 3 月女兒就讀國小四年級時，因為身體常常感到不適，所以我就帶她前往 XX 醫院檢查，沒想到卻意外檢查出女兒罹患了「生殖細胞胚芽瘤」，也就是俗稱的「腦瘤」。

　　這突如其來的消息對為人父母而言簡直是晴天霹靂，為了怕影響女兒的情緒，我們決定對她隱瞞病情，並開始讓她接受西醫治療，一開始醫師先以手術開刀治療，手術後再配合放射線治療，女兒雖然乖巧溫順的配合所有療程，但幼小孱弱的身軀卻還是出現了掉髮、沒胃口、噁心、嘔吐……種種的副作用，除了心疼難過，我們也積極的尋找西醫以外的方法，希望能幫助女兒減輕治療的痛苦。

　　後來在偶然機會下，經由朋友介紹而得知了人蔘皂苷相關資訊，因為我和先生都是相當謹慎的人，所以抱持著猶疑的心情和代理人蔘皂苷公司的護理師洽談過後，我們不但仔細的研讀人蔘皂苷產品的各項臨床實驗報告、效用，還上網搜尋了很多相關佐證，直到確認人蔘皂苷產品的安全性後，才決定讓女兒開始服用。

　　女兒在服用人蔘皂苷產品的初期，最大的差別是胃口變得很好，所以體力也跟著提升，服用一段時間後，我發現女兒的身體比之前好很多，尤其是遇到流行性感冒時，家中其他小孩都感冒了，原本體弱的她卻還能自在的活蹦亂跳，我們真的感到十分欣慰。94 年 7 月，檢查報告結果顯示術後狀況良好，而原本無法手術切除的部分腫瘤也縮小至原來的 1/3，這樣的結果讓我們對人蔘皂苷產品更加放心與信任。

　　女兒服用人蔘皂苷產品到現在已 3 年多，目前回醫院定期追蹤狀況都相當穩定，我們全家人也因為這段抗癌歷程，彼此間感情更加緊密，我還記得前年女兒國小畢業時不但憑藉優異的表現榮獲「市長獎」，而且喜歡跳舞的她還代表台北市參加全國國小現代舞舞蹈比賽，當女兒在台上隨著音樂舞動曼妙的身姿，望著她一臉燦爛的笑靨，台下的我卻忍不住紅了眼眶，那一刻，我內心懷抱著無比的驕傲和感動，伊是咱的寶貝～是我們心中永遠的第一名。

12.（肺腺癌）台中 何先生 65 歲 感恩再感恩（96 年人蔘皂苷徵文-佳作）

　　父親一向身體硬朗，雖是 65 歲的年紀，還需要和我們一起分擔家裡的經濟，除偶發小感冒，從來沒有看過他因為身體不適休息在家。

　　事情發生得很突然，96 年 1 月某一天下午，父親突因不明原因胸痛、幾近昏倒，慌亂中緊急送醫，從各項檢查數據中，發現胸部 X 光片有不正常陰影，在進一步求證，被醫師斷定肺腺時，全家人陷入無助、恐懼中……。父親更是耳聞化學治療產生的副作用：虛弱、神經毒性等，擔心能不能承受折磨，而萬般排斥醫師建議的療程，幾週內，母親因為這件事哭最多，全家人爭執、勸說……，我想母親是用一顆虔誠對菩薩信仰的心勇敢抵抗對心理交錯的攻擊，終於讓父親願意走進化療室。

　　化療初期，除奔波醫院之間早出晚歸、化學藥物讓父親因口腔黏膜破裂疼痛，難以咀嚼及吞嚥，頓時，美味變成一種活受罪，加上腹脹、體力不堪負荷等……，為減輕這些不適，短短時間內，我們接受各方親友不斷探視、提供各項醫療資訊，偶然聽到表姊夫說有人蔘皂苷產品，於是試著上網搜尋；雖然期間面臨好幾種產品抉擇而感到猶疑不決，但最後我秉持相信科學性實驗數

101

據，讓父親配合服用人蔘皂苷，接受中西醫整合治療觀念。

在每一次父親化療陪伴中，我親眼目睹很多癌友的狀況，由衷感受人蔘皂苷對父親化療期間精神體力的維持及療程順利性的幫忙真的很大！

算算這段抗癌的日子，把我和家人緊密圈在一起，我們一起難過、一起笑……；現在我的父親剛完成化學治療療程，仍持續服用人蔘皂苷，希望對病情控制、延緩轉移及擴散助益。我想，抱持一份感恩再感恩的心、用積極的態度面對，珍惜與家人彼此擁有的時刻，就算全家人一頓簡單的餐食、下班電視機前兄弟與父親間男人私密的對話……，都是莫大享受！

我真的要感謝所有關心我們的人。

13.（子宮頸癌）台北　廖小姐　42 歲　病牢內外（95 年人蔘皂苷徵文-佳作）

　　我自小雙眼失明，在我沒有視覺的生命中，我什麼都不怕，就是怕死，更怕病了好不了，又死不了。25 歲時，就做了第一次全身健康檢查，平常身體不適一定看醫生。去年七月，經由陰道超音波檢查，醫生發現我的子宮近膀胱處長有一個 8 公分的肌腺瘤，當時醫生判斷該瘤為良性，要我有空再去開刀即可。

　　因為工作關係，本想等 12 月再去手術，但 8 月中，以手觸摸下腹部，覺得「腫塊」變得更為突出，遂決定於 9 月初開刀。手術後第 3 天，我順利排氣，開始進食，晚上媽媽回家前，我請她隔日可為我準備一般飯菜了。第 4 天一早，我仍在半夢半醒間，醫生來查房，在沒有任何心理準備下，先生和我就被告知我那顆切除的瘤為惡性－簡言之，就是我得了癌症。也許事情太突然，我們聽了都沒啥反應，不害怕、不吃驚、無所謂，當然也不會高興啦！醫生要我當天做電腦斷層，下星期一開刀切除子宮、卵巢、輸卵管，同時在附近淋巴取樣，做進一部化驗。聽完後，腦中首先出現的「遺憾」是：哇！今天不能吃飯了！

　　開刀後第 4 天，報告出來了。從取下的器官和淋巴中並未檢查出癌細胞；但為了安全、安心，醫生仍建議

我作化療。化療？只是偶爾在電視或書籍中接觸過的名詞，怎麼會跟我扯上關係？我無所適從，只好詢問各方意見。從事醫療的親友們都認為我該做化療，妹妹也上網尋找有關化療的資訊。於是，我知道治療中可能會有白血球過低、嘔吐、掉髮等副作用。白血球過低？沒經驗過，沒感覺。嘔吐，不就像暈車嗎？吐完就好了吧。掉髮，聽說新長的頭髮很細，趁此變換髮質也不錯。還有，反正我也看不到自己光頭的樣子。我欣然地在第 2 次開刀後兩星期，開始接受為期 6 次的化學藥物治療。

化療開始。就像打點滴一樣，藥物經由點滴管和針頭注射進血管。數小時後，注射處開始腫痛，經一段時間的觀察，腫痛並無緩解，且有加劇現象，護士小姐幫我換了個位置注射。時間慢慢過去，我開始覺得不舒服，食慾盡失，嘔吐次數增加，間隔縮短，打了止吐針、吃了止吐藥仍不見效。做完一星期的化療，出院回家後，我連站著淋浴的體力都沒了，只能躺著休息，仍有間歇性嘔吐。一星期過去了，除了吐還是吐，什麼都吃不下，只好到醫院掛急診。抽血檢查結果是我體內的鉀離子和鈉離子都太低。在觀察室接受兩天的鉀、鈉離子注射，舒服多了，我們愉快的回家。不吐了，也吃得下飯了。一星期後，我高高興興地去上班。啊！真是富貴命，上了一天班就發燒，當天晚上又進了急診室。

這次可沒上次幸運了。我的白血球只剩 600，我不知道六百個白血球會怎樣，但從接班護士的驚呼中，我想 600 該是個「很慘」的數字吧。因此，我住進了隔離病

房。住院後「收到」的第一份禮物，是護士小姐的告知
──我開始掉髮了。真的嗎？不是第 2 次或第 3 次化療後
才會掉髮嗎？我手指在髮間一順，一撮頭髮跟著手指一
起落下，再一順，又是一撮，真的開始掉髮了。媽媽去
買午餐，護士走了，一陣酸楚湧上鼻頭。我哭了，大聲
地哭了。為掉髮而哭？為身體不適而哭？為癌症而哭？
也許都有，我不知道。這是我知道自己得了癌症後第一
次哭泣，也是唯一的一次。我不要讓媽媽看見我難過，
這樣她會比我更難過。我要在媽媽回來前哭個夠，流盡
這場病該流的眼淚，讓眼淚洗盡這場病帶給我的憤怒、
無助和恐懼。

接下來兩天，醫生為我打了兩劑血球生成素，之後
我的白血球開始回升。護士要我別讓朋友來探望我，免
得我受感染。還好不似 SARS 病人，要完全隔離；白天有
媽媽、晚上有老公在旁照顧，妹妹每天下班都會帶我愛
吃的東西，來慰勞我食慾欠佳又挑食的五臟廟。

那天，妹妹又帶了晚餐到病房來，我還是吃不下。
妹妹順口問我要不要試試人蔘皂苷，她有個患癌症的朋
友服用後體力恢復很快；不過滿貴的，一瓶三萬多塊，
約可吃三星期。真的很貴！媽媽鼓吹我試試，她說有體
力才能捱過化療，健康比什麼都重要。是啊！我真的很
難受。幸好有保險，就讓保險公司幫我付錢買人蔘皂苷
吧！

對於藥物，我一向很謹慎。兩天後，我拿了人蔘皂
苷請教主治醫師，是否可以服用？經過醫師許可，於是

105

我開始服用人蔘皂苷。每餐飯前我都鄭重其事地吞下五顆藥丸，每顆一百多塊耶！說來神奇，第二天起我嘔吐次數明顯減少，精神好像也比前一天好了。是心理作用吧？潛意識希望錢花得值得吧？又過了一天，真的耶，食慾也變得比較好。化療結束回家後，情況比上次好多了。人蔘皂苷真的給我精神和體力！

之後四次化療前的白血球數都低於 1000 千，最後一次又只有 600 百了（醫師希望我住院隔離，以免受感染），可是我一點也沒覺得不舒服啊，我吃得下、睡得好、說話中氣十足。期間兩度因血紅素太低而輸了六袋血。對我而言，癌症和化療都沒有輸血來得可怕，輸血的恐懼是長期的，雖然護士們很仔細的核對資料，也一再向我保證醫院作了最妥善的檢驗，我還是很害怕。

我從 18 歲生日那天起，捐了第一次血，之後的二十幾年一直不定期的捐血。因為視力不便，從小得到社會數不清的照顧。取之於社會太多，而我唯一能回報的只有捐血和小額捐款。這次輸血更讓我體會到健康血液的重要性。等我恢復健康後，我一定要更積極的定期捐血，好讓每個需要輸血的人都能安心接受。

整個療程結束後，我又休息了三個星期。現在我回到工作崗位近兩個月了，一切生活都已回到正常軌道。除了戴假髮之外，每個朋友都說我和以前完全一樣了。只有我自己清楚，我不是以前的我了。

我得感謝上帝讓我得這場病。病了才知道健康的重要，病了才能感受家人、朋友的愛。生病讓我真正體會

母愛的偉大和包容。病中不管我口氣多差、脾氣再不好，媽媽好像都「聽不懂、無所謂」。我總在「忤逆」過她後向神懺悔：以後對媽媽說話不能那麼兇；可是很快地我又會犯同樣的錯。但媽媽從來沒讓我感覺到她的不快，好像也沒發現我對她的不好。誰說當了媽媽才能體會母愛的偉大？我想患過重病的人一樣能深切體會的。

　　以前常為一些小事和先生生悶氣，可是他似乎從來就不知道。我生病了，他雖沒說過體貼的話，只是默默照顧我，注意我的每個需要。病中我突然想通了，夫妻能平安健康的一起生活是多麼幸福的事啊！我不是曾說過：「半夜醒來，聽著枕邊人均勻的呼吸聲是最大的幸福嗎？」我每天都聽到這樣的呼吸聲，還有什麼好計較、好生悶氣的？

　　今後我要把握的人、事、物太多了。家人、朋友、平安、健康、傳福音、無拘無束的大笑、出國旅遊……我要認真的過每一分鐘，讓新的生命活得更有意義。

14.（甲狀腺癌）桃園 林先生 43 歲 生病後的感言（98 年人蔘皂苷徵文-佳作）

　　身處電子業的「紅海」中，每天工作戰戰兢兢，著實活在忙與盲的現實紅流中，數字與目標的定量管理遠勝過其他任何的追求，對自己的犒賞是相對的權力、地位與實質的金錢報酬，這些東西固然重要但是它不是一切。記得剛過四十歲那年，在一次客戶應酬中看到一幅有趣的對聯──「四十歲前糟蹋身體，四十歲後被身體糟蹋」。當時看了只是會心一笑，心想這事情不會發生在我身上，因為我壯的跟牛一樣，醫院跟我是不打交道的。俗語說：「人算不如天算」，在一次健康檢查後，不曾想過的事情發生了，我得了甲狀腺癌。原先的人生與事業規劃都因為這一場病而打亂佈局。但現在來看並不是壞事，人生是要走長遠的路，唯有靠生病後的改變來匡正不良的生活習慣、飲食、情緒管理、待人處世來讓自己身體與心理康復。

　　自從 97 年 2 月生病之後，方能體會健康的可貴與生命的重要，原來我的生活週遭存在著無盡的關懷、希望與祝福，來自家人、同事、朋友的關心，溫暖的呵護讓我更有力量去求生存。這股活力同時帶給我去追尋工作外人生另一層面的價值與意義。不諱言，生病帶給我生活上的不方便，甚至一度充滿恐懼與憂慮。然而，我走

過來了，我必須由衷的感謝老天爺的苦心安排與用心良苦讓我生這個病，因為唯有生病可以讓我去思考為何會生病，如何可以不再生病，經過檢討，原來，慾求不滿、急躁的個性與無法適度排解壓力是我生病的成因。因此，隨時提醒自己慢下來，並檢視自己有無不同、積極調整生活作息、飲食習慣、脾氣、壓力及人生觀。唯有每天進步一點點，日積月累讓自己更健康快樂。

　　97 年 5 月經由我同事周先生的介紹認識了人蔘皂苷，他是鼻咽癌患者，在治療時搭配服用人蔘皂苷，對於他口乾和體力的問題都有滿好的改善效果，所以當我手術治療後就開始服用人蔘皂苷做為保健，這一年多來體力都維持的不錯。而這期間我認識的另一位鼻咽癌病友，他在還沒做治療前就開始吃人蔘皂苷，他服用後效果亦非常顯著，在放療、化療期間唾液腺被破壞的程度遠遠較其他人輕微，治療後他的復原情況也比其他病友更為迅速，也因此讓我對人蔘皂苷更有信心。

　　後來因緣際會下，我接觸了「靜坐」，老師說癌症不是病，它只是與總部失去聯絡的軍隊，想辦法讓他們聯絡上就解決了。我相信，心理影響身體，心理扮演健康與否極為關鍵的角色，特別是生病以後的療程與復原。生病並不可怕，無法面對現實比生病更可怕。

　　我相信每個人來這世界都有自己的人生功課，只是功課因人而異，我們知不知道去做，來不來的及去做而已。因為生病的啟發，我重新規劃我的人生目標，工作既然不是人生的全部，想必還有更重要的事值得我去探

索，也就是如何可以讓自己變的不同，讓生命變的不同。古今中外誰能不死，人走後能帶走的只有自己的德性罷了，而不是財富或地位。於是，在能力範圍內去「助人」是最快樂的事，如何因為我們的幫助讓別人生命也變的不同，那感覺比賺再多錢都來的快樂與踏實。原來，生命的滿足是如此的簡單與容易。讓我們一起帶著生命前進！

15.（非小細胞肺腺癌）新竹 洪小姐 45 歲 找到 生命的出口（癌友會分享）

　　曾經，罹患癌症的我因為經不起化療副作用的摧殘，選擇逃避治療，虛擲了一年又一個月整的時間和金錢，無心的延誤卻讓我的病情加遽惡化，才發現「癌症」是一場和「時間」拔河的競賽，愈早治療愈有籌碼贏得這場競賽。

　　回想起 91 年 2 月當我被醫生判定為非小細胞肺腺癌時，我腦袋一片混亂，不斷的想：這件是怎麼會發生在我身上呢？我的壽命到底還有多長呢？當想到年僅 10 歲的女兒，在這樣似懂非懂的年齡就失去媽媽，這對她的打擊有多大？會不會因此而自暴自棄而學壞？將來她長大後如果嫁得不好又該找誰傾訴？……這一連串的疑問在腦海不斷湧現；慶幸的是，我一向是個個性樂觀的人，這種種負面的想法很快被我拋在腦後，不再讓自己自尋煩惱。

　　對大多數人而言，癌症就等於是死亡的代稱，所以當我罹患癌症的消息傳進了許多親朋好友耳裡，他們都很積極熱心的告知我許多相關資訊，當時的我為了生命，不管是任何道聽塗說的方法都願意去嘗試，卻唯獨對化療有強烈排斥感，因為在住院期間我目睹過太多化療後的病人，看著他們幾乎沒血色的臉龐，儼然就像活

111

死人，讓我感到相當害怕。再加上 91 年 6 月我完成第一次療程時，曾併發了腸胃炎、拉肚子還發燒等副作用，在醫院急診室整整呆了三天，免疫系統變得相當脆弱，實在經不起化療的摧殘，也因此讓我卻步而不願再進行化療，轉而聽從旁人介紹而嘗試吃各種不同中藥、自然療法、生機飲食……等等各式偏方。

直到 91 年 12 月初，我睡覺時常會突然覺得好像聽到水聲，當時我還納悶自己是否喝了太多水？之後幾天我開始出現氣悶、喘不過氣的症狀。所以就回醫院門診照胸部 X 光，醫師判定為肋膜積水需要住院治療，當時我心想應該不嚴重等過完年二月再住院治療，卻沒想到一時延誤的疏忽卻差點讓我賠上性命。因為原先的腫瘤在 91 年 8 月份時已 2.5 公分，當過完年我辦理住院治療時才發現腫瘤已增長至 5 公分，為了讓自己活命，只好忍痛再次接受化療，在治療期間，血紅素還曾經一度降到 6，必須透過輸血來完成療程，卻也因此讓我多了一個輸血感染其他疾病的隱憂。

出院之後，我開始擔心自己要如何撐過下一個療程，突然想起住院期間，曾看過電視新聞、報紙報導人蔘皂苷治癒癌症的療效，但不知從何處購買此商品，幸運的是就在此時，先生的同學來電告知其友人服用過人蔘皂苷效果不錯，並熱心的提供當事人的聯絡電話給我，我很慎重且詳細的去了解相同病情的癌友服用過的療效，綜合判斷後，我決定開始服用人蔘皂苷。

在未服用人蔘皂苷之前我承受過許多化療的痛苦，

除了免疫系統破壞殆盡外，其他諸如血紅素不足需每天吃鐵劑，加上每週打三次 8000 單位的紅血球生成素，但即使如此血紅素卻也只能維持在 6~9 之間。另外，身心煩悶、坐立不安、肌肉酸痛、精神不濟、胃口不佳……等副作用也都讓我身心俱疲。

在開始服用人蔘皂苷後，後續五個月的化療所引起的不適感減少許多，尤其是血紅素神奇的回復到 9.5～11.5 之間，幾乎在正常的標準，而且做化療時不用再透過輸血，精神狀況轉好後，我的免疫系統也明顯提升，自我的信心和生活品質也都變得更好，連週遭親友也發現人蔘皂苷的造血功能讓我的氣色明顯健康紅潤許多。

在我服用過人蔘皂苷之後，我發現其實癌症並不可怕，對於抗癌身心的調適很重要，只要抱持著正確的觀念和態度，搭配適合的健康輔助食品，堅持不放棄希望，就有機會找到生命的出口。

16.（乳癌）台北 江小姐 30 歲 執子之手，走過生命低潮（癌友會分享）

「執子之手，與子偕老」這看似平淡的話語，卻隱含著多少的坎坷和勇氣。我始終記得，在我老婆住安寧病房那段期間，我每夜都隨側在旁，多少個漫漫長夜裏，執子之手一起共話家常，也許是默契也是共識，我們很少談論病況和未來，但我知道我們是彼此最重要心靈支柱，在人生的曲折起伏中，我們已體悟到活在當下的可貴，所以想以最樂觀的心迎接每個明天，也祈求上天能讓我們安然的度過這波生命低潮，回復到以往平靜生活。

回想我老婆在 88 年做乳房自我檢查時，不經意發現她左邊乳房有個硬塊，所以就前往區域醫院做檢查，醫師診斷後告知為良性腫瘤。經一個月後，我老婆察覺腫瘤有逐漸變大現象，心裡略感不安，所以我們就改至台北市 XX 醫院做切片檢查，結果卻顯示為惡性腫瘤，乍聞此噩耗，我們心裡真的很震驚傷痛，當天醫師馬上進行切除手術，卻發現我老婆的癌細胞已轉移至淋巴，所以緊接又繼續進行化療，期間她也蒙受掉頭髮、噁心、頭暈……副作用的痛苦，整個療程持續了近一年才出院返家休養。

當年我和老婆對癌症的認知太少，認為乳癌治癒率

應該很高，而且心想年輕就是本錢，以為癌症病患若能撐過療程就應該算是治癒了。出院休養期間，我們經由旁人介紹，也嘗試過巴西磨菇、靈芝、青草藥……等做為養生保健，那時原以為老婆已完全康復，卻沒料到二年後我們會再度面臨癌症的恐懼，失而復得的平靜的生活也隨之粉碎。

　　92 年初，老婆注意到鎖骨左側淋巴出現不明腫塊，我們懷著忐忑不安的心情前往 XX 醫院回診，當醫師告知檢查結果為癌細胞轉移時，我們當時的心情彷若晴天霹靂，這真的是再一次的沉重打擊，但最可怕的是惡運並沒有因此饒過我們，我老婆的病情迅速惡化，癌細胞快速蔓延到骨頭，又緊接轉移成肝癌，醫師隨即安排他住進安寧病房，多處轉移的癌症讓她除了飽受全身骨頭酸痛之苦，還伴隨著明顯黃疸、腹部積水已嚴重到如同臨盆的產婦，手臂和腳更巨大腫脹到完全無法走路……。

　　老婆在那段期間所承受的痛苦，實非旁人所能想像，隨側在旁的我只能滿懷著不捨和心疼守護著她，但當醫師宣判了她僅剩三個月的生命，婉轉交代我們可先準備後事時，我們別無選擇的開始嘗試起各式保健品甚至偏方，但是她的病情還是沒任何起色，後來經由一家有機食品店老闆的輾轉介紹，我們認識了代理公司人蔘皂苷的邱小姐，她熱心的解說人蔘皂苷的抗癌療效、提出各項實驗數據和專利，並教導我們如何以人蔘皂苷來配合醫院療程合併調養。

　　剛開始我老婆服用人蔘皂苷效果並不明顯，但邱小姐密切的關心她的病情，並持續的給予我們醫護照顧上的專業建議，因為邱小姐的鼓勵支持，我們耐心的繼續服用人蔘皂苷約一個多月後，我老婆病情出現明顯好轉，原本嚴重的腹水和四肢腫脹都呈現消退現象，三個月後腹水和腫脹完全消退，漸進的回復到穩定狀態，並可出院返家靜養。當時連安寧病房的醫師、護士們都對此現象嘖嘖稱奇，依他們多年的臨床經驗，這幾乎是個不可能的奇蹟。

　　我真的很感恩人蔘皂苷讓老婆能奇蹟似的活下來，也很感恩邱小姐和週遭親友的激勵與幫助。我的老婆一直是個十分堅強樂觀的女人，雖然經歷癌症多次的磨難仍不改原本活潑本性，出院後她的狀況日趨穩定，愛逛街的她很快重拾往日活力，看著老婆笑盈盈的騎上摩托車揮著手遠去的背影，我的心裡有著說不盡的開心和滿足……因為這看似平凡的一刻來得如此不容易，我們一起度過重重的難關考驗，才終於能再重溫這樣熟悉而平淡的幸福。

17.（肝癌）高雄 陳女士 60 歲 彩色的人生（癌友會分享）

　　以前常常聽電視上廣告說：「肝若是好，人生是彩色的；肝若不好，人生是黑白的。」那時候總覺得這句廣告台詞滿有趣的，但從卻從來沒想過正在輕鬆享受退休生活的自己，有一天竟然也會加入黑白人生的行列，而且還是罹患肝病中最嚴重的「肝癌」。

　　民國 94 年 9 月我因為上腹部時常會有抽痛狀況，所以就去醫院做檢查，透過腹部超音波檢查，醫師發現我肝上面長了一顆 3 公分的腫瘤，後來經由醫師進行肝穿刺切片，確認我真的罹患了肝癌，當時醫師建議我立即進行開刀治療，但由於事發太突然，我實在無法接受這樣的結果，也害怕開刀手術，所以就堅持先暫緩處理。

　　三個月後，除了原本的腹部抽痛，我還出現牙齦出血、血尿、失眠、體力虛弱、容易疲倦等狀況，歷經心理掙扎後，我在家人的勸說下又回醫院檢查，只是沒想到短短的三個月時間，我的肝腫瘤竟然變成 3 顆，最大一顆已經長到 9 公分了，胎兒蛋白指數也高達 155，知道這個消息後，我真的很害怕惶恐，當時醫師考量到我體力太差、腫瘤過大且又位於血管邊的問題，擔心治療的風險過大，後來經由醫師和我以及家人討論後，我們決定還是先用保守療法，不做積極治療。

117

　　那時候因為沒做手術治療，家人很擔心我的狀況會持續惡化，所以兒女們都很積極的找各種保健食品，想幫助我改善體能，當時我大女兒的同事本身是乳癌患者，他很熱心的介紹我們服用人蔘皂苷，看到他治療期間體能狀況都維持得很好，甚至還可以正常的上班，所以我也從 95 年開始每日三餐服用人蔘皂苷，直到現在還是維持一餐服用五顆做保養。

　　服用人蔘皂苷二個多月後，我回醫院抽血檢查，胎兒蛋白指數從原本 155 降到 110，雖然腫瘤大小維持不變，也還是會有腹部抽痛、牙齦出血、血尿的狀況，但看到指數能下降我已經感到很欣慰。後來再繼續服用人蔘皂苷三個月後，我明顯感受到體能狀況轉好很多，回醫院定期追蹤胎兒蛋白指數已降到 75，原本最大的 9 公分腫瘤也縮小為 7 公分，連鄰居親友們也都說我氣色變好，不再像以前暗沉無光澤。

　　後來幾次的定期追蹤檢查結果，腫瘤大小維持不變，胎兒蛋白指數逐次降低，並穩定的維持在 20～30 之間，肝功能檢查也都很正常，現在除了偶而因血小板過低，有牙齦出血、血尿、流鼻血的狀況，需定期回診輸血漿或血小板，其餘狀況都維持的相當好，我的主治醫師也曾好奇的詢問我：「你是如何做保健？能維持這樣的狀況真的很不簡單。」

　　這一切的轉變除了要感謝家人、親友對我的鼓勵和照料，更要歸功於人蔘皂苷對我身體的幫助，讓我有機會能重拾正常作息，可以像以前一樣，自在的參加社團

活動、踏青旅遊，雖然體內的腫瘤依然存在，但我正在學習「與癌和平共處」，把癌症當成一般慢性病來面對，凡事往好處想，就能更積極面對生活。現在的我十分注重營養的均衡攝取，盡量以新鮮、天然食材為主，我每日三餐都吃十穀米，搭配親友自種的有機蔬菜，早上至少運動或散步 1 小時，對現在的我而言，能維持這樣的生活品質，就是最好的彩色人生。

18.（大腸癌）台北 黃媽媽 51 歲 活著就是最好的禮物（癌友會分享）

　　我的母親之前為了生計在台中工廠上班，也住在工廠附設的宿舍，因為工作很忙碌，她必須時常配合工廠加班，後來她開始感覺到有反覆性腹部疼痛、腫脹症狀，但她那時認為應該是小毛病，所以一直強忍未就醫，直到後來狀況益發嚴重才前往醫院檢查，當時醫師診斷為子宮肌瘤，告知需馬上住院開刀，之後又輾轉看了三家醫院，診察結果皆相同，所以我們就安排母親回台北 XX 醫院就醫，醫師診斷後隨即排定 90 年 4 月住院開刀。

　　孰料世間無常，開完刀後才發現之前的診斷為誤判，母親腹部疼痛的病源不是來自子宮肌瘤，而是大腸癌所導致，於是醫師馬上安排母親手術和一連串療程，所幸手術化療後狀況還算穩定，母親在家休養了八個月後，因為生性刻苦勤儉，隨即又返回台中工廠繼續上班。後來大約半年後，母親回診追蹤做斷層掃描時，卻不幸發現腫瘤已移轉至肝臟且腹部嚴重積水，醫生安排她住安寧病房療養，那段時間母親非常痛苦，不但身體多處不適且無法自行活動，連走路都需要撐著腫脹的腹部和旁人攙扶，看著母親身心備受煎熬，我們都感到相當難過不捨。

　　當時我們曾試過很多親友介紹的中藥偏方，但大都效果不彰，也算是因緣際會，之後偶遇與母親同住在安寧病房的病友江小姐，她以自身經歷介紹人蔘皂苷給我們，她表示自己在服用三個月後，精神和腹水狀況開始有明顯好轉，看著他之前未服用前嚴重腹水、下肢水腫和氣色黯淡的照片，我們決定讓母親也試試看。母親在服用人蔘皂苷大約二週後即看出療效，其腹水腫脹狀況明顯消退甚多，還可以自行下床活動，其他頭暈、腹痛、嘔吐的不適症狀也在後來逐一得到改善，對於母親的痛苦能得到紓解改善，我們都感到十分欣慰，之後母親狀況持續穩定，一個月後就出院返家調養。

　　開朗善良的母親一直是我們全家人所倚靠的中心，她的病情也是我們最擔心牽念的，但母親即使長年面對病魔的折騰，當旁人問她罹患癌症會不會感到害怕時，她卻總是掛著一慣微笑說：「我不會害怕，也不會煩惱，只要心開朗自然有福報。」母親認為自己得之於人太多，時常提醒我們對週遭的人要抱持感恩心，還常以豁達開朗的心境分享過來人經歷、鼓勵其他癌症病人，她認為每個人體質、病因都不相同，所以服用人蔘皂苷要有耐心，且不可一謂要求速成。

　　陪伴母親抗癌的這段期間，我們深刻體會到「活著就是最好的禮物」，真的很感謝這一路幫助過我母親的人，看著母親堅強求生的意志，讓我們更懂得把握現下，也學會了時時感恩、珍惜生命的每一時刻。

19.（盲腸癌）高雄 陳先生 46 歲 生命的無常（98 年人蔘皂苷徵文-佳作）由妻子陳小姐撰寫

「晴天霹靂」「禍從天降「這些詞，以前只是用來形容別人，或增加文章的文采，沒想到如今卻真正落在我的身上，我麻木了，反覆問自己，是在做夢吧！

我先生是新加坡人，不安分的個性，讓他放棄了新加坡高薪的工作安逸的生活，衝著兩岸開放的前景，於去年初來到了臺灣。當他工作就緒後，要換駕照時，需要提交健康檢查表，才抽空到醫院做健康檢查。

一個星期後，電腦斷層掃描-CT 部門打電話來，要他務必回診，在醫院裡，醫生含蓄的告訴他，他的盲腸有一個約 5 公分大的陰影，很可能是腫瘤，已幫他預約了全腸鏡檢查，要他一星期後去做檢查。他回來一說，我一聽是盲腸，自然地想到的是闌尾，說那是小問題，後經我先生解釋，才知道問題的嚴重。但我還是不相信，該不會是「蒙古大夫」搞錯了吧！老天不會對我這麼殘忍吧！我已先後經歷過姊姊、媽媽癌症痛苦的過程及病逝的傷痛，已是談癌色變，對自己的身體狀況已到了神經質的過敏反應，癌症怎麼會突然跑到平常從未上過大醫院的老公的身上呢？我不相信是真的，開始希望我先生遇到的是「蒙古大夫」。於是，我開始上網查資

料，得知有一種盲腸芽孢囊腫，常被醫生誤診為癌症進行手術，還導致感染等等，我先生應該也是這種病症吧？帶著這種希望，自我催眠，就這樣在半夢半醒中，度過了一星期。

這一天，我陪先生來到醫院做腸鏡檢查，檢查是由大腸直腸科主任親自進行的，懷著忐忑不安的心情，等待著醫生走出檢查室。主任出來後，對我們說，以他多年的經驗，幾乎可以肯定是癌症，他要我們冷靜、勇敢的面對，當時我的腦袋轟轟作響，木然地問他：「不會是芽孢囊腫吧？」醫生看著我那滿懷希望的臉，不忍心戳破我的夢，他說：「你要這樣認為也可以，具體的結果要等病理報告出來。」我帶著一絲絲的希望，等待著結果的出來。3～4 天後，無情的事實徹底地、殘酷地粉碎了我們的最後的一點希望，答案只有一個——盲腸癌第三期，須進行手術，還要做 12 次的化療。天啊！接下來要面對的就是痛苦的手術、漫長的化療，難以忍受的嘔吐、掉頭髮……。

由於接下來是 2009 年 1 月 1 日新年元旦假期及週六、週日，醫院連休四天，所以主任要我們等假期後再住院。我已不記得當時是怎樣回家的。夜幕下，我徘徊在街道上，迎新年的彩旗拍打著我的臉頰，抬頭望著夜空中璀璨的、五彩繽紛新年煙花，我更加迷茫，我在做夢嗎？這是老天爺送給我們 2009 年新年的禮物？手機不時傳來遠方朋友的一串串新年美好的祝語，此時此刻，對我來說，竟像一支支利劍，直穿我的心扉……。我仰

望天空，無數次地問我自己，這不會是真的吧？老公才
來臺灣不到一年，我兩個星期前才抱著興高采烈的心
情，第一次踏上臺灣來探望丈夫，結果怎會如此！老天
爺啊！你是在和我開玩笑吧？我在做夢吧？我們趕快逃
回新加坡，這一切不是真的！！

　　我開始陷入痛苦的自責，繞在無數的「要是在他感
覺腸胃不適時，催他早點去醫院做檢查⋯⋯」「如果時間
能回到一年前⋯⋯」等悔恨的念頭中無法自拔，但人生
豈能讓你倒帶重來。倒是我先生比我還堅強，在一陣震
驚後，開始有條不紊地安排工作及住院的事，還不時地
安慰我說，還好是體檢發現的，手術、化療後，存活率
還是很大。

　　接下來的手術進行的很順利，我先生手術後恢復的
很快，一個星期就出院了，化療是安排在一個月後才進
行的。出院後一個星期的回診，我先生看到醫院牆上
「抗癌新知」的燈箱廣告，就打了電話，沒幾天，就收
到了有關抗癌、護理及介紹人蔘皂苷的資料。我從中瞭
解了人蔘皂苷的知識，我開始上網查閱了有關人蔘皂苷
的資料，瞭解了 Rg3、Rg5、Rh2、CK⋯⋯等稀有人蔘皂
苷的防癌、抗癌的作用，以及對化療的輔助和加成效
果，也透過網路查看了所有人蔘皂苷的產品，並請 XX
公司提供產品的相關資料。抱著試試看的心理，就向 XX
生技公司購買了兩盒的人蔘皂苷-XXX。

　　我先生在開始化療的前一天，服用了 XXX，一天三
次，一次三錠，結果幾個療程下來，那些可怕的化療症

狀並沒有在我先生身上出現。只是剛化療的第一個星期，胃口較差，人較容易疲倦，口腔有時會破，頭髮零星掉了些。但他還是照常吃睡，照樣上班，單位的同事都說他的氣色比以前還好，他感覺這是吃了人蔘皂苷的效果，於是加大了用量，每天吃 12 粒，隨後我們又一口氣再買了六盒人蔘皂苷。我先生每兩星期做一次的化療，現在已做完了 9 次，他現在的狀況比我們預計的好太多了，令人難以置信的是他的體重沒有下降，反而有點增加。他相信是人蔘皂苷的效用，於是他向週遭一些平時壓力大，又沒有好好照顧身體的朋友推薦人蔘皂苷-XXX，包括他的老闆，他們都一起服用了人蔘皂苷。結果，我們買的六盒 XXX 很快就服用完了。

那時我們打算要再次購買，在購買之前，我想對這產品多一點瞭解，因為周圍不時有「小心病急亂投醫」、「小心上當受騙」等善意的提醒之聲。於是，我打電話詢問了政府有關部門，但還是不能釋疑。後來，在 CWM 博士向我介紹了人蔘皂苷的研發、生產過程，並詳細回答了我的各種問題後，讓我對這個產品有了更深入的瞭解，也對人蔘皂苷-XXX 增強了信心。我也就放心地再次購買了人蔘皂苷-XXX。

環顧四週的親戚朋友，每個做化療的病人，無不經歷痛不欲生、生不如死的煉獄。化療前，我先生已計劃好，若副作用反應厲害，就停職或辭職，沒想到他現在還能照常上班，而且還隨著公司業務的擴大，他的工作量比以前還大。這可謂是不幸中的萬幸，這些也許都是

因為有人蔘皂苷「加持」的關係。

我先生的化療還在進行著，望著樂觀、狀況不錯的他，我也擦乾了眼淚，慢慢擺脫了萬念俱灰、自怨自艾的泥沼。無意中認識了人蔘皂苷，也許是老天對我先生的補償而送來的禮物吧！借助稀有人蔘皂苷可提高免疫力，阻斷癌細胞繁殖的效用，我真心希望我老公經過長期的服用，能消除癌症復發的可能，真正的康復，健健康康的過好下半輩子。

家人突然遭逢不幸的病痛，讓我更深的體會人生的無常，生命的可貴，更體會了健康快樂的可貴。在我先生手術治療過程中，得到醫生的精心治療、護士的細心照顧，臺灣朋友熱情的關心及幫助，讓身在他鄉的我們得到了人情的溫暖。這就是所謂酸甜苦辣、塞翁失馬的人生吧！

以上篇幅是我的心路歷程的回顧，我衷心希望藉此，能和那些和我們有相同遭遇的人互相撫慰，也祝福大家能擺脫心中的憂鬱，快快樂樂地過日子。

20.（淋巴癌）宜蘭 陳先生 62 歲 以信心抗癌-耕種幸福菜園（癌友會分享）

　　我從事風水師多年，平日不但幫人看居家風水、也精通八字、流年，但誰也料不到 91 年時我意外中風，隔年又因為做復健按摩經絡時，發現自己左耳後頭的脖子上長了一顆大約 1 公分的腫瘤，當時按摩的師傅告訴我脖子上長腫瘤通常都不是良性的，要我趕快去看醫生。我聽了很擔心，就先去宜蘭 XX 醫院做穿刺檢查，卻檢查不出結果，過了幾天我又到另一家醫院再做檢查，也還是查不出結果，當時身邊有很多親友介紹我各種治療偏方，經過三個多月後，我脖子上的腫瘤卻快速長大，而且還變得和石頭一樣硬。

　　那時候我真的非常擔心，想馬上治療卻不知道該選擇那一家醫院，後來我決定去廟裡求助神明幫助，因為工作關係，我很擅長跟神明溝通，所以希望透過神明指引我一條光明路，讓我能從心裡所預想的三家大醫院中做正確的選擇，畢竟這次是攸關我生死的問題，因此我以連續擲筊三次聖筊來做決定（以往我請示神明時都以一個聖筊算數），就這樣決定了去 XX 醫院住院做治療。

　　住院的第一週，醫生針對我脖子腫瘤做檢查，卻跟之前一樣檢查不出問題，但每天晚上我脖子上的腫瘤都會疼痛難挨，還必須請護士打止痛劑才能夠入睡，所以

醫生和我商議後決定先開刀取出腫瘤做化驗，最後確定罹患淋巴癌，接著我就被轉到血液腫瘤科做化療。醫生說總共要做六次化療，剛進行第一次化療的第三天我的頭髮就全掉光了，化療的痛苦讓我的體力、胃口都受到嚴重影響，整個人愈來愈消瘦，不但吃東西會不斷噁心嘔吐，還會頭暈、全身發軟沒有一點力氣，只能虛弱的癱在病床上，看著原本好好的身體被化療折磨到快不行了，我當時跟子女說：「打化療太痛苦了，我要回家，至少死也要死在自己家裡。」

子女們都非常擔心我的狀況，所以女兒就上網去搜尋有什麼可以幫助我減輕治療痛苦的方法，也因此找到了人蔘皂苷產品，女兒仔細看完人蔘皂苷相關資料和書籍後，知道人蔘皂苷能提升免疫力、減輕副作用，是可以幫助癌症病人的輔助食品，所以她就先買來給我服用。

92 年 9 月吃了人蔘皂苷之後，我開始繼續第二次化療，沒想到這次化療完全不像之前那樣痛苦，幾乎沒有噁心嘔吐，白血球也都能維持標準，所以在化療期間我每天都服用 15 粒人蔘皂苷，沒化療時就每天服用 9 粒，在整個長達七個多月的療程，我一直都維持 6～15 粒的服用量，所有的朋友鄰居也覺得我精神與體力維持得很好，不像是個正在治療的癌症病人，當時人蔘皂苷價錢比現在貴很多，但因為服用後感受到人蔘皂苷對我的幫助很大，且家人也非常支持我，所以仍繼續服用。

93 年 1 月化療完成，1 月底時我和老婆一起去南部

旅遊，93 年 2 月我的白血球上升到 3000 多，2 月底住院進行自體幹細胞移植，雖然之前我的主治醫生曾交代我不要吃任何中藥和偏方，但在我進行自體幹細胞移植時，還是問醫生可不可以帶人蔘皂苷進去無菌室服用，醫生並沒有反對，只是告訴我如果要帶進去必須是未開封且經過殺菌，所以我就帶了一瓶未開封的人蔘皂苷產品進去無菌室。

自體幹細胞移植的過程真的非常痛苦，之前腫瘤的疼痛、化療副作用都比不上移植的那種痛苦，移植前要將身體的壞細胞都殺光，白血球會迅速下降到零，全身都沒有抵抗力，然後第 8 天開始注射自體幹細胞，一般接受移植後 14～21 天血球會再生長，但我在第 19 天白血球還是只有 80，那時候真的很擔心在沒有白血球保護下會併發感染，終於到了第 20 天白血球上升至 280，隔天我就轉到個人普通病房休養。

在無菌室的期間我完全沒有進食，每天只有透過人工血管注射二瓶高蛋白補充營養，所以當移植結束時我連最簡單的抬手、走路的力氣都沒有，更不可能自己穿衣服，還好當時我有隨身帶一瓶人蔘皂苷每天服用，才能幫助我順利完成移植療程。

人蔘皂苷確實是癌症病人很好的輔助食品，但身體的保健是全面性的，最主要還是要靠自己平日保養，早睡早起和運動都很重要，我這麼多年來每天都固定清晨 4：30 起床，然後先運動，吃完早飯後就去菜園裡種菜，晚上一定不會超過 9：00 入睡。我建議癌症病人盡量避

免吃含抗生素較高的嘴邊肉、脖子的肉，還有鵝肉和鴨肉含毒素較多，也不要常吃，蔬菜部分最好是選擇有機或自己種植的。

有機蔬菜種植成本高售價自然會較貴，長期吃對癌症病人確實也是一筆負擔，所以我從醫院返家休養後興起了自己種菜吃的念頭，那時我 80 幾歲的阿母還笑我說：「買菜那麼簡單，何必那麼辛苦自己種？」但我想說天然的尚好，就是『和蟲公家吃，只要是蟲能吃的～人都能吃』，除了可以吃得安心健康，不會有農藥吃下肚，還可藉此運動一下，所以我就開始在自家後院的空地墾地栽種數十種以上的蔬菜，不論是鬆土、播種、除草、施肥、採收……我都是自己來，所以每天都過得非常忙碌。

60 幾歲的我也算是愈老愈勇，每天種菜雖然辛苦，但是其實種菜和保養自己身體一樣，都是要用耐心、恆心、愛心來照顧，定時施肥、澆水、除草，時間到了就會長出新芽，培育出最好的結果。現在我家三餐都可享受現採現煮的趣味，吃自己種的菜覺得味道更可口，還有一份成就感，我也常常將自己種的蔬菜送給週遭鄰居和親友，將這種幸福的滋味和大家一起分享，也是我最大的快樂。

我從 92 年罹癌追蹤至今已過了 6 年多，現在維持每兩個月回診、每年定期檢查一次，身體狀況都很好，我很慶幸在治療過程中服用人蔘皂苷。這些年我每次遇到得癌的朋友，就會很熱心的分享服用人蔘皂苷經驗；希

望別人都能像我一樣，可以幸運的免除很多癌症治療時的苦痛。大部分的人覺得得到癌症就等於宣判死刑，但是要有信心才會有活著的機會，所以希望得癌症的朋友自己一定要抱持信心，才會活著快樂！

21. 乳癌復發轉移至肺與肝：蔡女士，61 歲，彰化人（CWM 博士撰寫）

　　乳癌復發轉移肺部及骨頭，拒絕接受化療，靠嗎啡止痛，每日以淚洗臉，後來因肺炎昏迷住院，出院後終於願意接受化療，化療 6 個月期間食用稀有人蔘皂苷複方未曾中斷，副作用幾乎未出現，如今已在家中含飴弄孫，過著正常生活。

　　蔡女士住在彰化的鄉下，1996 年罹患乳癌，在彰化秀傳醫院成功的切除腫瘤，手術後定期返院追蹤，一切狀況良好，追蹤了五年之後，蔡女士自認為癌症已完全康復，也就不再勤做定期追蹤。2006 年，蔡女士在鎖骨下出現了一個直徑 1.5 公分大的凸起物，去秀傳醫院做了檢查之後，醫生發現是乳癌復發，癌細胞已經出現遠端轉移，肺部及肋骨都檢查出有惡性腫瘤，醫生判斷蔡女士不做治療大約只能活三個月（註：癌症復發率高達75%以上，癌患癒後必須定期回診，不可心存僥倖）。

　　醫生強烈建議蔡女士接受化療，蔡女士堅決的拒絕化療。原來多年前蔡女士的親戚罹癌接受化療後痛苦不堪，最後很痛苦的離開人間，蔡女士因此心生恐懼拒絕接受化療，準備用民間偏方治療。返家後蔡女士每天神情低落，託親朋好友到處打聽偏方。但家人一直都沒有放棄，不斷鼓勵蔡女士接受化療，蔡女士一聽到要做化

療就以淚洗臉，極端抗拒，病情每況愈下。子女帶著蔡女士到彰化基督教醫院去做相關檢查，醫生的結論完全相同，說大概只能活三個月了。

　　蔡女士拒絕接受醫院的一切積極治療，只吃醫院開的止痛藥，癌指數一天天升高，當癌指數到了一千以上時，全身無力、晚上失眠，體重從原本六十公斤降到三十多公斤，全身只剩皮包骨，子女們看了都極為不忍。有一天兒子買了稀有人蔘皂苷的保健品，要蔡女士按時食用，兒子再三說明後，蔡女士勉強開始食用，食用後覺得精神體力比以前好很多，蔡女士也就不再拒絕食用稀有人蔘皂苷複方食品。就這樣，連續吃三個月的稀有人蔘皂苷，癌指數也沒有再上升，但也沒下降。蔡女士的情緒依然低落，但是體力不錯，能自己照顧自己，可是仍拒絕返回醫院做積極治療。

　　蔡女士就這樣在家中靠著稀有人蔘皂苷的支撐下，又過了半年以淚洗臉的日子。2007 年底，蔡女士得了重感冒，沒幾天就變成了肺炎，因為肺部有大量癌細胞再加上肺炎，導致呼吸困難休克；家人緊急送到台中中山醫院，醫師認為存活希望渺茫，但是仍然盡力而為，安排住院，施打抗生素治療，奇蹟出現-蔡女士竟然在十天後出院。

　　在鬼門關前繞了一圈，又睜開眼睛看到親人，蔡女士的想法改變了，兒子整天在她身邊不厭其煩的解說，告訴她化療的副作用如何避免，要她不要害怕，蔡女士終於接受兒子的建議，勇敢的接受化療。在接受化療期

間，蔡女士每天按時食用稀有人蔘皂苷複方，蔡女士完全沒有出現她腦海裡所想像的恐怖現象，有時感到疲倦時，自己會自作主張的增加兩倍的食用量。在化療期間，蔡女士的體力沒有明顯降低，每一次都準時去接受治療；醫生對蔡女士的療效進展十分滿意，並且很訝異的說，像蔡女士如此虛弱的身軀，居然能夠一次也沒有停止的完整接受化療，實屬罕見。

　　接受化療與放療六個月後，蔡女士的癌指數從一千多降到個位元數，影像檢查癌細胞已經消失，醫生很高興的宣佈治療成功。

　　化療結束後，蔡女士個性變得較開朗，體重上升十幾公斤，每天仍然食用稀有人蔘皂苷保養身體。兒子事業繁忙，將兩個小孩送回家中，蔡女士每天要做家事，還要照顧兩個孫子。蔡女士說，要不是兒子堅持要她吃稀有人蔘皂苷，她恐怕早已不在人間了；而且化療雖然恐怖，在吃了稀有人蔘皂苷複方後，化療實在沒有想像中那麼樣的嚇人。從 2006 年癌症復發至今已經過四年了，蔡女士從瀕臨死亡再度回復健康，對生命更加珍惜，每天勤運動，對飲食與作息更加謹慎，比罹癌之前更加健康。

　　∽ 蔡女士此種病例實屬罕見，在發現多處移轉並且極端虛弱的狀況下，居然從鬼門關前繞了一圈又出來，最後奇蹟似的康復。西醫是治好癌症的主角，但是假如沒有人蔘皂苷的加持，蔡女士虛弱的身軀絕對禁不起 6 個月的密集化療與放療。很多家屬可能會碰到蔡女

士一樣的癌患，從蔡女士的個案看來，只要不放棄，就
算是醫師宣佈只剩三個月壽命的癌患也可能康復。

22.膽管癌四期癌友，化療後昏迷：蘇先生，目前 60 歲，桃園市人（CWM 博士撰寫）

　　惡性膽管癌，化療後全身腫脹，承受不了化療的副作用，醫生幾乎要放棄治療，在食用稀有人蔘皂苷複方後，原本放棄積極治療的醫師繼續給予化療，目前已安然的度過 9 年。

　　已經 60 歲的蘇先生，在八年前罹患惡性膽管癌，發現時已經是第四期，14x5x3 公分的惡性膽管癌無法手術，醫生採用化學治療，但是化療之後。蘇先生的副作用反應強烈，頭髮掉光，口腔靡爛無法進食，狀況愈來愈差，2001 年 6 月，蘇先生陷入昏迷狀態，全身腫脹醫生吩咐家屬準備辦出院辦理後事。

　　蘇先生的好友聞訊，帶了一份稀有人蔘皂苷複方前往醫院，將稀有人蔘皂苷複方溶解在開水中，用鼻胃管灌食。兩天後，蘇先生有如奇蹟似的甦醒過來，身體的腫脹一週後慢慢消失，造血功能逐漸恢復正常，醫生檢查評估後，認為可以繼續做化學治療。自從吃了稀有人蔘皂苷複方食品後，蘇先生接受化療的各種副作用幾乎不再出現，醫生持續給予化療，到了 2002 年 2 月，腫瘤完全消失。蘇先生每個月回診一次，至今已經過了 9 年。蘇先生一頭黑髮，每天運動，看不出來曾經是癌症患者。

　　蘇先生的女兒蘇 x 珍，特地寫了一封文情並茂的感謝函，信中再三強調稀有人蔘皂苷給她父親的助益。罹患過一次癌症再獲得康復後，病人更珍惜自己的身體，蘇先生現在仍然繼續少量食用稀有人蔘皂苷複方保健，每天騎車上街，精神飽滿，與罹癌期間比較，彷彿年輕了十餘歲。

　　2008 年 11 月筆者親自拜訪蘇先生，蘇先生父女熱情的招呼我們，令人詫異的是，蘇先生罹癌期間全白而且掉光的頭髮，自從癌症康復之後，頭髮全部是棕黑色，沒有一根白髮。蘇先生說，罹癌好像死了一次，恢復健康後，感覺生命的可貴，目前活得比罹癌之前還要充實與精彩。

　　৶ 蘇先生食用稀有人蔘皂苷之前幾乎已經要彌留了，食用稀有人蔘皂苷之後採用相同的化學治療，蘇先生順利的康復。稀有人蔘皂苷無法殺死十幾公分的惡性腫瘤，是化療殺死了蘇先生的惡性腫瘤，但是沒有稀有人蔘皂苷，蘇先生恐怕已經作古了。

第 4 章　用檢驗真理的方法，檢驗新 一代人蔘皂苷！

　　所謂真理，必須合乎本來如此、普遍如此、必然如此、永恆如此等四個條件，全都通過才是真理。依照這理念，我提出四個問題，以檢驗人蔘皂苷的功效是否為真？

1. 本來如此：人蔘是否具備「抗癌、延壽」本能？

　　歷史事蹟及古代中醫典籍都說明人蔘具有抗癌、延壽的本能與功效。列舉如下：

　　（1）2007 年中國長白山發現一株野生人蔘，參齡300 多年，重量僅 366 克。人蔘是地球上唯一可以存活數百年而不死的草本植物，它縱然活了數百年體積永遠長不大。體積永遠長不大，表明人蔘具有保持原樣、抑制細胞異常成長、快速成長的「抗癌」物質。存活數百年而不死，表明人蔘具有抗極端氣候、抗病蟲害、維持自身穩定的「延壽」物質。近代科學研究證明，人蔘所含的抗癌、延壽物質就是人蔘皂苷。

　　（2）人蔘為東方醫藥代表，從台灣許多中藥店掛著「蔘藥房」的招牌便足以證明。古代皇帝和百姓，把人蔘當作延年益壽的珍品。例如，光緒皇帝病危時採用生脈飲（人蔘、麥冬、五味子共煮，五味子的酸性會分解人蔘皂苷產生稀有人蔘皂苷）來延命。中國、日本、韓國古代流傳許多為救治父母而賣身買藥的故事，他們口中說的藥大都是指人蔘。

　　（3）《神農本草經》曰：「人蔘味甘微溫，主補五臟、安精神、定魂魄、止驚悸、除邪氣、明目、開心、益智、久服輕身延年」意即人蔘味道甘美稍微溫補，主

139

要功能包括：能將心、肝、脾、肺、腎五臟受損的地方修補好。能安定精神、消除緊張、幫助睡眠，及消除所有致病因素。還能增強視力、腦力，使人心情開朗。久服人蔘可以輕身健體、延年益壽。

（4）《本草綱目》曰：「人蔘補虛扶正，治療良藥。」意即人蔘是補足虧虛，扶助正氣的良藥。中醫認為：癌症產生的內因是正氣虧損，臟腑陰陽氣血失調，外邪乘虛而入所致，如《諸病源候論》云：「積聚（惡性腫瘤）者，由陰陽不和，臟腑虛弱，受於風邪，搏於腑臟之其所為也。」又《黃帝內經》云：「血氣不和，百病乃變化而生。」因此補足虧虛，扶助正氣就能逐步的恢復免疫功能，達到防禦、瓦解癌細胞之目的，如《黃帝內經》說：「正氣存內，邪不可干；邪之所湊，其氣必虛。」

（5）《名醫別錄》曰：「人蔘主治……通血脈、破堅積。」意即人蔘最主要的治療功效是，打通體內血液運行的脈絡，消滅惡性腫瘤。謝慶良中醫師說：腫瘤有「積」和「聚」的分別……「積」相當於現代的惡性腫瘤，而「聚」類似良性腫瘤如囊腫等。日本久保道德醫學博士於《人蔘的奇妙功效》說，「堅積」可以解釋為腫瘤或癌細胞。韓國黃聖周醫師說：「紅參皂苷擁有強烈的抗癌、抑制癌症生長和抗轉移效果，也已經有數百篇相關論文證實其療效。」

2. 普遍如此：新一代人蔘皂苷，所含「抗癌成分」是否被普遍認同

　　對抗癌有卓越功效之成分，一定會被醫界普遍認同，並且會留下大量的科學證據及醫學文獻。新一代人蔘皂苷由人蔘、黃芪、雲芝、刺五加等中藥精華組成，包含眾多「藥品級中藥成分」，說明如下：

【人蔘皂苷 Rh2】 浙江亞克藥業有限公司生產「今幸膠囊」主成份為 Rh2。功效：提升免疫力，癌症輔助治療，增效減毒。
【人蔘皂苷 CK】 CK 是抗癌活性最佳的人蔘皂苷。中國中科院大連物化所、韓國一禾、日本 ProfesssorKobashi 三方合作開發 CK 抗癌新藥，進入人體臨床試驗中，目前韓國二期人體臨床試驗成功。功效：促使癌細胞凋亡、抗氧化、保護肝臟。
【人蔘皂苷 Rg3】 吉林亞泰製藥生產「參一膠囊」主成份為 Rg3。功效：與化療配合，增效減毒，提高免疫功能。
【人蔘皂苷 aPPD、PPT】 加拿大天馬藥業開發人蔘皂苷 aPPD、PPT，2006 年在東歐國家批准為抗癌藥物。
【人蔘多醣】 瀋陽雙鼎製藥有限公司開發人蔘多醣注射液，為國家第一類新藥。功效：減輕放療、化療副作用，提高免疫功能。

【黃芪】

1.黃芪萃取的植物藥「懷特血寶 PG2」為台灣核准的抗癌新藥。2.美國加州大學柏克萊分校研究團隊臨床試驗證實，含黃芪的中藥處方的確能增加傳統化學治療藥物鉑金（platinum）於非小細胞肺癌的療效。3.腫瘤科賴允亮醫師，研究黃芪治療癌症疲勞的效果，初步發現，晚期癌症患者的中度和重度疲勞，有六成可透過黃芪獲得改善。

【雲芝】

1 雲芝多醣：日本三共製藥的抗癌西藥克速鎮（Krestin, PSK 雲芝多醣體）為台灣健保給付用藥。2.《神農本草經》記載：雲芝能治癌，當時癌症叫「痛腫」。《本草綱目》記載，雲芝有安神、益壽、利關節、堅筋骨、治耳聾作用。3.近代藥理：雲芝能提高免疫能力、調節內分泌、改善腫脹，對人體各器官機能，都有良好的調節和保護作用。對於癌症，能有效抑制癌細胞擴散及腫瘤脹大的情況，及減輕手術放化療副作用。

【刺五加】

刺五加又稱刺五加蔘。刺五加有「補氣之王」的美稱，比人蔘有更好的「適應原」（adaptgens）作用，「適應原」指能調節生理機能，幫助對抗生理或心理壓力。黑龍江省中醫研究院指出，刺五加是一種良好的扶正固本藥。刺五加的動物實驗對多種癌細胞具有抑制作用。與化放療配合能減輕毒性、防止白血球降低。提高氧氣吸收量，有活血、抗發炎、免疫調節、怯濕止痛、改善腦力、鎮靜安神的功效。

3. 必然如此：新一代人蔘皂苷，是否「對每一種癌、任何人都有效」？

　　人蔘皂苷是調養全身，扶正祛邪的中藥複方，故對「對每一種癌症都有效」。尤其是接受高劑量放、化療之癌患。一般而言，對乳癌、肺癌、鼻咽癌、皮膚癌，急性淋巴性血癌的效果最為明顯，其他各種癌症只要是進行放、化療者都具有一定的功效。

　　是否「對任何人都有效」？依據中醫理論，扶正祛邪中藥，適合大部分癌患，只要服用劑量和時間足夠，就會產生一定的功效。但有少部分癌患不適合，從臨床觀察也證實有少部分癌患不適合。因為人體是很複雜的反應器，且癌患常伴隨多種疾病，所以服用後會出現不適現象。

4. 永恆如此：抗癌是持久戰，新一代人蔘皂苷，是否「適合久服」？

　　人蔘皂苷適合久服、多服的因素有 3 種：

　　（1）對症的中藥複方：因癌症病變涉及廣泛，所以治癌必須篩選出最對症、最適配的中藥材組成配方，才能成為整體論治的良藥，如《醫學源流論》說「單方者，藥不過一二味，治不過一二症而其效則甚捷，用而不中，亦能害人。」又《神農本草經》說：「用藥須合君臣佐使。」人蔘的精華，稀有人蔘皂甘是「君藥」，黃芪、刺五加、雲芝的精華，扮演「臣佐使」任務，以輔助加強「君藥」的不足，並與「君藥」互相宣攝，以扶正祛邪。例如，太空人吃的太空養心丹，也是由人蔘、黃芪、刺五加等中藥組成（詳附錄，太空養心丹證明，防治全身性疾病，中藥勝西藥）。

　　（2）中和之藥：中醫理論認為人體是一個小宇宙，五臟六腑是陰陽相生，調整至中和就能創造健康，如《黃帝內經》說：「陰平陽祕，精神乃治；陰陽離決，精氣乃絕。」因為癌症保健食品是固定處方，無法像中醫師隨時更換寒熱藥方以求中和。人蔘皂苷經多次改良，已是補瀉兼顧，陰陽調和之藥，故適合久服。

　　(3) 上品藥：人蔘、黃芪、刺五加、雲芝等中藥被
《神農本草經》與《本草綱目》列為上品藥。上品藥指
無毒，久服輕身延年之藥。

5. 使用注意事項

　　世上沒有一種藥可以適用所有病情，以下情形需特別注意：

　　（1）手術開刀前 3 天暫停使用，手術過後待傷口沒紅腫、化膿後就可繼續使用。

　　（2）若空腹吃不舒服，可改飯後吃，甚至跟飯一起吃。若晚餐吃精神太好，可以挪到早中餐吃。

　　（3）吃後出現不適，狀況有二：狀況一，減少劑量不適症狀便消失，這時可繼續使用。狀況二，減少劑量依然不適，這時就要停止使用。

　　（4）感冒期間建議暫停使用。

　　（5）癲癇患者，可能降低癲癇藥物的抑制作用而導致癲癇發作。

第 5 章　揭開癌症保健食品的神秘面紗

1. 保健食品可分為中藥與西藥兩類

　　中藥：中醫學的概念是，世上所有的植物、動物、礦物都屬於中藥的範疇。中藥是食物，食物也是中藥，它們之間並無絕對的分界線。只要是依據中醫理論指導、研究和生產的藥物就叫中藥，無論法定名稱是中藥、健康食品或食品，本質上都是中藥。中藥的特色是，成分複雜的混合物，包含上千種成分，具有「溫熱涼寒」自然屬性，及雙向、整體調節的特色。例如生技公司將多種抗癌中藥，依中醫理論組成複方，雖然市場上稱為「癌症保健食品」，法律上稱為「食品」，但本質上就是中藥。

　　西藥：西藥指依據西方醫學理論作為指導、研究和生產的藥物。西藥很多是化學合成的，也有從植物分離出來的，包括藥品、保健食品。西藥的特色是，單一或精純的物質，針對性強，功效明顯，但常有不同程度的副作用。例如紫杉醇是由紅豆杉分離出來的化療藥，3～4 棵 60 年樹齡的紅豆杉，才提純 1 公克紫杉醇；但同樣是紅豆杉的中藥，它的體積與成分與紫杉醇卻相差數百倍。

2. 中藥、西藥的治病原理與特色

（1）中藥的治病原理與特色

中藥治病，是靠藥材的四氣「溫、熱、涼、寒」，五味「辛、酸、甘、鹹、苦」與藥物的「升、降、浮、沉」作用，以及藥物的「歸屬臟腑、經絡」來去除風、寒、暑、濕、燥、火和各種病邪，調節人體腑臟、氣血的陰陽平衡，達到治病、防病作用。每一種中藥材，都含獨特的自然屬性及上千種成分，將幾種中草藥依中醫理論君臣佐使組成複方，成分又更加複雜。所以中藥治病的原理與特色，包括：①中藥是靠「四氣、五味……等藥物偏性」與「多種微量有效成分」之協同作用而產生治病效果。例如「溫熱藥」具有補氣、溫經、散寒、助陽、活血、通絡等作用；「寒涼藥」具有清熱、瀉火、滋陰、解毒、涼血等作用。②中藥常是一個複方，調控多靶點，治多種病，這種混合藥偏向系統和全身調理，它從改善整體狀態，進而改善局部病灶。③中藥可以「防病兼治病」，同樣一種中藥，可以預防疾病的發生，疾病發生之後也可用來治病。④缺點：中藥，通常藥效較慢，對急性症狀效果較差。

（2）西藥的治病原理與特色

①西藥靠高純度的「有效成分」，直接對局部病灶

發揮作用，它從改善局部，進而改善整體狀態。

②西藥常是一種成分，一個靶點，治一種病。③缺點：西藥通常副作用大，易傷肝、腎、胃腸，停藥後反應多。

表解：癌症西藥、中藥治病原理與特色

差異	治病原理	療效特色	缺點
西藥	以高純度的「有效成分」獨立運作，直接對腫瘤病灶發揮作用。	擅長快速大量的殺死癌細胞。西藥通常適用範圍較小，不適合長期使用。	癌症西藥通常毒性大，對全身性的疾病效果差。
中藥	以「藥物偏性」與「多種微量有效成分」的協同作用，來調理身體產生療效。	擅長保護免疫系統、降低放化療副作用，防止癌症復發。中藥通常適用範圍較廣，適合長期使用。	中藥通常藥效較慢，對急性症狀效果差。

3. 台灣生技產業

　　2002 年政府提出「兩兆雙星」計畫，其中一「星」為生物技術產業。在這前後幾年，許多懷抱熱血的醫學博士、生技專家紛紛集資成立生技公司。但台灣公司資本小，研發西藥非國外大藥廠對手，然而台灣卻是中西醫文化匯集之地，擅長運用科學方法研發具科學實證的中草藥。在業者積極投入下「癌症生技中藥」如雨後春筍般誕生，政府原有意將它規畫成「癌症輔助治療劑」但與醫界既得利益衝突而被否定封殺。

（1）中藥新藥許可，這條路難行。
　　為什麼「癌症生技中藥」無法獲得「中藥新藥」許可呢？原因有二：①中藥是天然物，配方與成分無法獲得專利保護形成「市場獨占」業者投入的資金難以回收。②中藥複方成分複雜、治療靶點眾多，臨床實驗需耗費的時間、金錢，都比西藥高出許多倍。例如台大醫學院藥理學科鄧哲明教授說：「一個新藥（西藥）的誕生，由實驗室到產品上市，長達 10~15 年，所耗資金達 150~200 億台幣」，因此造成生技業者不願意投入新藥申請。儘管如此，還是有少數勇於嘗試者，申請新藥人體實驗，少數勇者列舉如下：
　　①全球第一個取得美國 FDA（食品藥品管理局）核

准直接進行第三期人體臨床試驗的中藥叫 XXXX，它自獲得 FDA 核准後，便在媒體宣稱 XXXX 第一、二期的臨床試驗已經獲得 FDA 認可，因此打開知名度，成為台灣最暢銷的癌症保健食品。2004 年 11 月 XXXX 宣稱已經獲得 FDA 新藥許可，消息傳開台灣媒體日夜瘋狂報導，XXXX 大賣至斷貨，買不到者跪地痛哭。

事實上，美國國家癌症中心發文指出：XXXX 沒有通過 FDA 治療癌症許可。「XXXX 第一、二期臨床實驗的問題有二，一是進行試驗的樣本數太少，二是有些受試者除了服用 XXXX，還合併進行手術、化療等其他療法，無從證明是哪種療法奏效。」XXXX 研發人反駁說：「至於病患為何合併治療，則是因為他收治的病患均是手術、化療無效後，經癌症醫師宣判只有三個月可活的人，他們卻因服用 XXXX 而得以延長存活期。」來源-今周刊。後來負責 XXXX 人體實驗的 FDA 官員來台表示：只靠 XXXX 就想治癒癌症未免太天真。

②台灣中央研究院鄭永齊院士領導的「中藥全球化聯盟」取自中藥黃芩湯命名為 PHY906，包括芍藥、甘草、大棗和黃芩的中藥複方，向 FDA 申請「癌症中藥新藥」實驗。第一期臨床實驗證實 PHY906 能降低大腸癌、胰臟癌和肝癌的化療副作用；第二期臨床實驗則要看是否能進一步增加抗癌療效。目前預計收病人 130 人，已經收了 30 餘人最快 2017 年可以收完。為什麼「中藥全球化聯盟」膽敢申請中藥新藥認證？因為它是公益組織，資金來自全球研究機構與大企業的贊助。

③另外「化療漾」是台灣唯一通過衛生署許可的中藥新藥，成分是大豆發酵液，療效為「改善化療引起的疲勞及食慾不振」。然而「化療漾」卻不像中藥複方，由多種中藥材組成，及具備廣泛性療效：如降低化療副作用、增加治療功效……等。因為「化療漾」成分單純、治療範圍小，所以能很快通過新藥許可。假使像「黃芩湯」或「人蔘皂苷」這種廣效性複方，申請人體實驗，勢必要投入巨資與數十年光陰，即使在台灣成為新藥，也無法獲得國際認可，光靠台灣市場根本無法收回成本。

④此外，台灣的「健康食品」也沒有癌症「保健功效之項目」，例如 XXX 癌症中藥榮獲「健康食品」許可證，保健功效敘述為：「本產品經動物實驗結果證實：（1）有助於促進吞噬細胞與自然殺手細胞活性。（2）有助於促進血清中 IgG 抗體之生成。（3）有助於促進 T 免疫細胞增生能力」。試問這種功效敘述，癌患會購買這產品嗎？

總之，在台灣現有政策架構下「癌症中藥新藥」這條路難行。國家提倡生技產業，而官僚卻將有療效的中藥歸類為無療效的食品，也就是市場所稱的癌症保健食品，一旦廣告、宣傳療效就要被罰款。

（2）劣幣逐良幣

今日癌症保健食品的亂象是，無效和有害的產品能以誇大、造假方式宣傳療效遍佈網路、書局、藥局、醫

院，成為暢銷的大品牌；真正優良的產品（癌症生技中藥）不會用誇大、造假方式宣傳療效，而淪為沒沒無聞的小品牌。前者大張旗鼓廣告宣稱療效，幾乎不會被罰；後者低調不敢廣告宣稱療效，卻常被雞蛋裡挑骨頭而受罰；眾多癌患使用低劣、黑心的保健食品導致癌症惡化，卻讓優良產品蒙受不白之冤。例如，癌症希望基金會進行全國《癌症病友使用保健食品大調查》癌友最常用的前 5 大類保健食品，與最常用的前 5 名保健食品，它們幾乎都沒有抗癌功效，有的還可能危害健康，詳〔附錄-癌症病友使用保健食品大調查〕。

（3）把黃金當垃圾

反觀歐美國家把優良的癌症生技中藥，看成夢寐以求的抗癌珍寶。例如，美國國家衛生研究院（National Institutes of Health, NIH）的癌症輔助及另類療法辦公室（簡稱 OCCAM）的主要任務之一就是：希望能找到輔助或治療的抗癌草藥。又鄭永齊院士領導的「中藥全球化聯盟」因為號召「中藥癌症新藥」實驗，便吸引全球研究機構和企業贊助加入為會員，包括耶魯大學、牛津大學、劍橋大學、輝瑞（Pfizer）、強生（J&J）、可口可樂……等來自全球 147 個組織，可見西方人對中草藥的重視程度。

但今日優良的癌症保健食品在台灣卻是惡名昭彰，常被醫界不分青紅皂白的說它會增加肝腎負擔，說會降低放化療效果導致癌症復發。於是優良的癌症生技中藥

被衛生局當成取締對象，它必須隱姓埋名躲躲藏藏以求
苟活。台灣原本可以成為生技中藥強國，卻因政府缺乏
遠見、醫界盲目自私、及官商勾結而被徹底封殺。

4. 癌症治療為何一定需要中西醫結合？

（1）為何要到大醫院完成治療？

　　為什麼癌患需要到大醫院完成正規治療？我們從兩方面來看：

　　（一）衛福部國健署分析 2012 年癌症登記資料庫 4 萬多筆癌症死亡資料發現，罹癌患者若未於確診後 3 個月內接受正規治療，1 年內死亡率高達 5 成 3，相較有就醫者死亡率 1 成 7 高出 3 倍。因此國健署表示，民眾確診罹癌後應盡速就醫，降低死亡率。

　　（二）癌細胞從一個分裂成 2 個、2 個分裂成 4 個……以二倍數增生。分裂 30 次的癌腫瘤約 1 公分大小，裡頭卻含 10 億個癌細胞。1 公分的癌腫瘤，每天已能釋放一百萬顆新鮮的癌細胞到血液中造成全身轉移。分裂 40 次，腫瘤約 10 公分，此時就已到達死亡時刻。來源 Nature 雜誌 2000 年 9 月。

　　一般發現癌腫瘤時通常大於 1 公分（含 10 億個以上的癌細胞），所以嚴格說來，當你發現癌症時已屬晚期。腫瘤越大倍增的速度就越快，此時在缺乏有力治療下，癌患僅需幾個月至幾年間就會喪命（除，慢性淋巴性白血病、攝護腺癌病程進展緩慢較無急迫性）。因此一旦被確診罹癌，當務之急就是，盡快接受正規治療（一般指結合手術、化療和放療的方式進行治療）如果癌症未經

妥善治療，通常會急遽惡化而提前死亡。

（2）西醫治癌的缺點和不足

　　西醫治癌，以殺死癌細胞為主，然而西醫療法也有缺點和不足，例如：①最高只能殺死 99.99%的癌細胞，殘存癌細胞須仰賴其他方法來根除。②手術及化放療副作用大，患者必須承受很大痛苦，許多病人最後逃避治療。③化療、標靶藥物，實施一段時間後癌細胞容易產生抗藥性，所有藥物難以發揮療效。④免疫機能被破壞，殘存的癌細胞伺機坐大，復發機率很高。

（3）中藥能夠彌補西醫的缺點和不足

　　中藥能夠扶助人體「正氣」，袪除「邪氣」。「正氣」指人類與生俱來維護健康的能力，主要是免疫力和其他與維持生命力有關的生理調控機制。「邪氣」指癌細胞與致癌因素。中醫認為，當正氣（免疫機能）健全時，癌細胞會被抑制、清除，病情會緩解，甚至痊癒；反之，邪氣（癌細胞與致癌因素）旺盛時，正氣（免疫機能）會被削弱，癌細胞會坐大，病情會惡化，甚至死亡，就如《黃帝內經》說：「正氣存內，邪不可干；邪之所湊，其氣必虛。」

　　例如，新一代人蔘皂苷所含的成分：①能降低化療、放療副作用，減輕治療痛苦。②能抑制癌細胞血管增生，誘導癌細胞凋亡。③能抑制癌細胞 G1 期的酵素，促使癌細胞凋亡。④能抑制癌細胞的 P-糖蛋白，減少癌

細胞抗藥性，增加化療療效。⑤能提升白血球，降低感染與併發症的發生。⑥能修護受傷的組織器官，恢復免疫機能，防止癌症復發。綜合以上所述，中西並用就能攻守兼備，彌補西醫的缺點和不足，達到最佳療癒效果。

5. 癌症中藥必需具備哪些條件？

從臨床觀察來看，優良的癌症中藥必需具備「癌症輔助治療的五大功效」，及「治療全程都適用」，才能滿足癌患的需求：

（1）癌患迫切需要「癌症輔助治療的五大功效」
　　①能降低放療、化療副作用。具體效果是，治療時減輕痛苦。
　　②能增加西醫治療功效。具體效果是，癌指數下降或腫瘤縮小。
　　③能降低癌症復發機率。具體效果是，癌症不再復發轉移。
　　④能提升癌患生活品質。具體效果是，精神體力恢復，生活跟正常人一樣。
　　⑤能延長癌患存活期。具體效果是，存活期遠大於醫師的預期。

（2）癌患迫切需要「治療全程都適用」的中藥
　　❶治療前：
　　中醫理論認為，在接受強力治療前應先補足「正氣」讓氣血充沛，經絡通暢，再來面對手術、放療、化療，這樣更能減少副作用，提升治療功效。因此一旦罹

癌，中藥介入越早越好。

❷正在接受西醫治療的病人

①手術前使用，加速手術的復原速度，手術後使用，降低癌症復發率。為消除疑慮，可在手術開刀前 3 天暫停使用，手術過後待傷口沒紅腫、化膿時就可繼續使用。

②化放療之前及化放療期間使用：保護免疫系統，增加白血球，降低感染與併發症的發生。減少副作用發生，如噁心嘔吐、口腔潰爛、掉髮、胃腸道功能受損、失眠…等痛苦症狀。抑制癌細胞製造 P-糖蛋白（P-Glycoprotein）降低癌細胞的抗藥性，提升殺癌功效。

③能抑制血管增生，抑制癌細胞成長，誘導癌細胞凋亡（Apoptosis）及將病變細胞轉化為正常細胞，為西醫治療加分。

❸已做完西醫治療的病人

①能修護受傷的組織器官，恢復生理功能，提升生活品質。

②能抑制血管增生，抑制癌細胞成長，誘導癌細胞凋亡（Apoptosis）及將病變細胞轉化為正常細胞，而降低轉移復發機率。

③能促進新陳代謝，排除毒素、消除發炎，改善癌症體質，降低癌症的轉移率與復發率。

④ 能恢復免疫系統功能，讓免疫系統辨識並殺死癌細胞，或使癌細胞改邪歸正，防止癌症復發。

❹癌末與被醫師放棄的病人

①西醫幫不上忙時，應把重心放在傳統、自然、信仰三大領域精華聯手（詳「治癌簡表」），除了內服中藥，還要宗教信仰（身心靈修練）＋自我健康管理（食療、調整生活作息、運動、環境……）＋傳統醫學（推拿、刮痧、針灸等非藥物療法）多管齊下，許多癌末病人就是靠這些方法而奇蹟式痊癒。

②許多不宜手術、放化療的患者，因為服用中藥改善身體機能，而重新獲得西醫治療的機會。

③對於年齡大、體質虛弱不能手術、放化療者來說，中藥能扶助正氣，幫助氣血循環。與癌共存也是一種選擇，只要能吃、能睡，生活上也能與正常人無異。

④當癌症已經不可能被治癒時，治療的方向應該思考如何改善生活品質及延長生命。中藥能幫助病人活得更久，活得更好，甚至創造奇蹟。基本上，患者吃得下、睡得著，就不容易感到痛苦。中藥加上信仰，即使有一天時間到了，也能在沒太多痛苦或無痛苦之下離開人間。幫助癌患溫暖的、有尊嚴的走完人生最後一哩路，即是生命的終極關懷。

6. 醫師的意見

（1）美國癌症醫生大衛・阿格斯在《無病時代》書中說：「癌症跟身體系統出問題有關，在全身的功能異常狀況下，不太能光靠手術或毒物就能解決。」

（2）放射腫瘤科楊友華醫師說：「西醫其實只有扮演『緊急煞車』的動作，如何能根治癌症及避免復發轉移，我一直寄望中草藥及個人調理能有所突破。」

（3）柯萬盛醫師說：「癌症之正統治療……除了較早期癌症有些可以有治癒的希望，大部分的癌症病人不是已轉移，就是再復發。」

（4）罹癌的陳衛華醫師說：「有些癌症患者不幸治療失敗，多半是因為在進行治療的過程中，會帶來身體的不適、免疫力降低等副作用，以致體力不支，無法完成治療。有一些人則是因為在治療過程中免疫力下降，遭到細菌感染而死亡，真正死於癌症的並不多。」

（5）韓國黃聖周癌症醫師說：「治癌重點不在減少癌細胞，而要先提升免疫力。要戰勝癌魔，先打造最好的免疫系統。」

（6）陳榮洲醫師表示：「癌患五年生存率低，主要原因是化療、放療，削弱免疫功能，引起病人無法對抗殘餘癌細胞的自衛能力，及化療引起癌細胞的抗藥性。」

（7）許中華醫師說：「中西醫治療癌症的著手角度不同，但治療理論和方式不相衝突，中醫主『扶正』、西醫主『攻邪』，建議病人可同時看中西醫。」

（8）中央研究院生物科技研究中心徐麗芬博士研究員說：「草藥不像一般標靶藥物只針對癌細胞為標的來治療，可同時調控多靶點，因此草藥化合物與化療藥配合就能產生更好的治療功效。以胞外泌體（exosome）為例，它會把癌細胞的訊息物質傳遞給周遭『結構共犯』，助長癌細胞壯大增生。……包括抑制癌細胞本身活性、讓乳癌細胞不會增生與轉移。」

第 6 章　走近中醫

本文作者「台灣人蔘皂苷之父」CWM 博士

中醫、中藥與癌症治療

　　中醫學是中華民族的瑰寶，數千年來為人民的健康與種族繁衍作出了巨大的貢獻。癌症並非最近才有的名詞，事實上中醫學在腫瘤方面有悠久的歷史，公元前 16-17 世紀，殷墟甲骨文就有「瘤」的病名記載。中醫古典醫著《黃帝內經》，對腫瘤就有了一定的認識，把腫瘤分為筋瘤、腸瘤、骨瘤、肉疽等，得病的根本原因是氣虛，認為「邪之所湊，其氣必虛」。

　　中醫認為強調外界致癌因子固然重要，而人體正氣的虧虛却是癌變的基礎。東漢時期的中醫古典醫籍（金匱要略》，對腫瘤的描述更詳盡具體。其中對胃癌的記述為：「脉弦者虛也，胃氣無餘，朝食暮吐，變成胃反」。宋代《衛濟寶書》正式開始使用「癌」字，並指出癌從疾初發，卻無頭緒，只是「內熱病」。宋代醫家楊士瀛在他的醫書中描寫：「癌者，上高下深，岩穴之狀，顆顆累垂，毒根深藏。」文中對癌的形態有了深刻的描述。到了明代，江蘇醫家陳實功在其《外科正宗》中描述了乳腺癌發展過程：「初如豆大，漸若棋子。半年、一年、三年、五年，不痛不癢，漸長漸大，始生疼痛，痛則無解。……出血則臭，其時五臟俱衰，遂成四大不救」。

　　經過歷代醫家的不懈努力，不僅對癌症的病因、病機、診斷諸方面有了較深刻的認識，治療上也不斷更

新，主張內服與外敷相結合，內外夾攻，以消癌瘤。目前中醫對腫瘤的認識，已從過去抽象空洞的理論，演變至探討腫瘤病因、發生機轉、辨證治療及病後防復等種種科學化的措施。

西方醫學投入不知多少力量，但是對於腫瘤的控制仍然沒有突破，癌症病人的五年平均存活率始終無法提昇。全世界各先進國家都在研究植物藥，企圖從植物中找尋人類無法製造的藥物來對抗癌症。據統計，有一半以上的醫師自己得癌症時都會去找中藥治療，但是絕大多數的西醫師都反對病人吃中藥，錯不在醫師，而是太多魚目混珠的假產品讓醫師無法判斷真假，大多數偏方吃了不見功效，所以醫生只能勸阻病人不要服用中藥。做為中藥研究者，應就中醫、中藥治療癌症的理論與實際應用作一剖析，以扭轉西醫對中藥治癌的誤解。

Q：中醫治療癌症與西醫治療癌症有何異同？

A：中醫治療癌症的原則是「扶正祛邪」，中醫所謂的「正」就是正氣，是人類與生俱來的能力，主要是免疫力和其他與維持生命力有關的生理調控機制。癌症是系統性疾病，可能侵犯全身任何一部位，任何器官、組織。各種癌症的性質、特點與差異很大，同一型的癌症出現在不同的個體亦有不同的症狀，使用強攻猛打的方式固然可以滅「邪」，但是人體正常的功能也被破壞無遺，更嚴重的是西醫、西藥雖重在「祛邪」，但無法將邪全部祛除，而人體的正氣虛弱，無法自行消滅剩下的

「邪」（也就是殘存的癌細胞），造成日後癌症的復發。

中醫治癌策略上採「扶正祛邪」之法。中藥的一些特定成分可以祛「邪」，促進癌細胞凋亡，但受損「正氣」的扶正更是重要，中藥成分依中醫理論調配後，可補充癌症病人的「正氣」，「正氣存內，邪不可干」，人體可用正氣將殘存的癌細胞逐步殺滅，防止癌症復發。綜合上述可知，西醫治療重在「攻」，強調「祛邪」，中醫則是在祛邪的同時也注重「扶正」。

Q：中藥癌症治療藥物與西藥治療藥物如何分類？

A：西藥治癌都以殺滅癌細胞為主，利用各種化學物質阻礙癌細胞的基因複製，阻斷細胞的新陳代謝，或抑制細胞分裂等。在分類上可分為烷化基類製劑、抗代謝製劑、抗生素、酵素製劑及激素類製劑等。化療在中醫的分類上皆屬於「祛邪」的範疇，全都是用來消滅癌細胞，但會造成人體正常細胞極大傷害。

中藥治癌除了「祛邪」之外，「扶正」是最重要的方法，「正氣存內，邪不可干」，「扶正」與「祛邪」兼顧，是中醫治療癌症的精髓，中藥治癌的藥物分為八大類：

1.扶正培本藥。2.清熱解毒藥。3.瀉下逐水藥。4.化痰祛濕藥。5.理氣藥。6.活血化瘀藥。7.軟堅散結藥。8.以毒攻毒藥。上述八大類中藥除了「以毒攻毒」藥屬於「祛邪」範疇，其他七大類藥物皆有攻補兼施的效果，可達到「扶正祛邪」的治療功效。

Q：中藥抗癌藥物種類繁多，以現代醫學眼光來看，是否具有理論根據？

A：中藥抗癌藥物種類多，在八大類抗癌中藥當中，最常用的有四大類，其他種類藥物被用來與此四類藥材配伍，常用的四大類抗癌中藥有：清熱解毒藥、瀉下逐水藥、活血化瘀藥、扶正培本藥，各種中藥的特性及作用簡述如下：

一、清熱解毒藥

熱毒與腫瘤的關係密切，腫瘤局部炎症感染均可出現熱毒症的表現，如發熱、口乾、便祕，使用清熱解毒藥可直接清除熱毒、控制感染、消除炎症、抑制腫瘤的惡化。現代研究顯示，清熱解毒藥用於腫瘤有以下的作用：（1）抗菌、抗病毒。（2）提高機體免疫力。（3）清除癌毒素。（4）直接抑制癌細胞。（5）降低放化療副作用，增強療效。本類藥物大多苦寒，極易損及脾胃，臨床上常與調理脾胃藥同用。常用的清熱解毒抗癌藥有：八角蓮、大青葉、山豆根、天花粉、牛蒡子、長春花、龍葵、白頭翁、白花蛇舌草、半枝蓮、地骨皮、蘆根、蘆薈、金銀花、青蒿、連翹、苦參、穿心蓮、黃芩、黃蓮等。

二、瀉下逐水藥

能通導大便，促使邪熱或水濕從大便而解，腫瘤一般伴有大便秘結，使用瀉下藥可使大便通暢，促使邪熱從下而走。現代研究顯示，瀉下逐水藥有下列的作用：（1）可刺激腸道黏膜使腸道蠕動增加而致瀉，可消除癌

症病人便祕，胸、腹積水；（2）瀉下逐水藥有抑菌消炎作用，有助於腫瘤局部炎症的控制。瀉下逐水抗癌藥大多苦寒，攻伐力強，副作用大，易傷正氣，使用時常需配伍補益藥以保護正氣，常用的瀉下逐水藥有：大黃、火麻仁、巴豆、牽牛子、蓖麻子等。

三、活血化瘀藥

瘀血是腫瘤最常見的症狀之一，活血化瘀藥能利通血脈，促進血行，消散瘀血，有助於局部腫塊的消散，並可緩解腫瘤所引起的疼痛。現代研究顯示，活血化瘀中藥有下列的作用：（1）活血化瘀中藥與現代化抗癌藥物有增效作用；（2）活血化瘀中藥可以改善微循環，調整機體的凝血功能使趨於正常；（3）活血化瘀中藥有提高機體免疫功能作用；（4）活血化瘀中藥有鎮痛、消炎、抗感染作用。依中醫理論，血瘀氣必阻，氣行則血行，所以活血化瘀中藥在治療癌症時常需配伍行氣藥物使用，常用的活血化瘀中藥有：七葉蓮、三七、大薊、川芎、丹參、牛膝、鳳仙花、紅花、牡丹皮、雞血藤、澤蘭等。

四、扶正培本藥

此類中藥能補充人體氣血之不足、改善臟腑功能、增強體質、提高機體抗病能力。「正氣存內，邪不可干」，「邪之所湊，其氣必虛」。正氣內虛是腫瘤病人最常見的表症，正氣內虛也是腫瘤發生的原因，即使早期發現腫瘤，病人也有虛症出現，病至中晚期正邪相爭，正氣表現日漸虛弱，癌症病人出現乏力、心悸、氣短、頭

昏、腰酸等一系列症狀，扶正培本中藥能補充氣血及陰陽之不足，保護脾胃，保護骨髓，延長患者的生命，提高生活質量，甚至有效的抑制腫瘤的生長與發展。

現代研究顯示，扶正培本中藥對腫瘤治療有以下作用：（1）促進機體免疫功能、提高淋巴細胞增殖和網狀內皮系統活力，進而增強對外界惡性刺激的抵抗力；（2）保護和改善骨髓造血功能；（3）提高內分泌調節功能，促進腦下垂體—腎上腺皮質功能；（4）減輕放化療毒副作用，增強化療的效果；（5）某些扶正培本藥有直接抑癌、控制癌細胞浸潤和轉移的作用。

扶正培本抗癌中藥又可分為補氣藥、補陽藥、補血藥、補陰藥四類，癌症病人的症狀變化很多，應注意病人之屬性，配合清熱解毒、活血化瘀或瀉下逐水中藥，常用的扶正培本中藥有人蔘、大棗、山藥、五味子、天門冬、雲芝、玉竹、甘草、西洋蔘、冬蟲夏草、當歸、杜仲、附子、靈芝、刺五加、枸杞子、黃芪等。

Q：中醫對早、中、晚期的癌症治療方法有何差異？

A：一、早期癌症：邪氣熾盛，正氣未傷，需以攻邪為主，採用清熱解毒、活血化瘀或除痰攻結藥物為主，抑制腫瘤的增生。

二、中期癌症：邪氣仍盛，正氣已傷，當以攻補兼施，採用清熱解毒、活血化瘀抑制腫瘤，同時結合扶正培本的藥物，補充病人正氣，此期癌症病病人的治療原則是攻多補少。

三、末期癌症：邪氣未減，正氣已竭，病人經過放療、化療、手術之後，正氣更衰，宜採用益氣養陰，補氣補血的藥物為主，配合攻邪的藥物。此期癌症病人的治療原則是補多攻少。中醫治療末期癌症病人的原則是「寓攻於補」，以減輕症狀，維持生機為主要措施，經常能使病人長期「帶瘤生存」。

Q：單用中藥，對癌症的治療效果如何？

A：根據中國大陸長期使用中藥治療癌症的成效來看，單用中藥治療癌症效果並不理想，往往僅是某些症狀暫時性改善，而腫瘤本身卻在不停地生長。這是什麼原因呢？那是因為中藥在治療腫瘤的過程中，重視的是調節機體的抗病能力，通過機體的免疫功能攻擊腫瘤細胞，但其作用溫和而緩慢。在腫瘤生長旺盛之時，中藥的作用力不足，實驗證明，人體的免疫功能僅能清除 10 的 9 次方（一億）個細胞以下的腫瘤，也就是說，癌細胞重量在 1 克以內者，人體的免疫力尚能有效清除，重量超過 1 克，人體的免疫力就無法克服了。西醫的治療，不管是手術、放療還是化療，大都能迅速而有效地大量殺滅腫瘤細胞。但是，不管是採哪一種方法，都會對人體造成一定的創傷，並為腫瘤的復發、轉移創造了有利條件。因此，想要獲得理想的治療效果，最佳的治療方法就是中西醫結合治療。

中西醫結合治療，在腫瘤生長旺盛的時期，選用西醫的方法，迅速給癌細胞致命的一擊，使腫瘤的生長受

到抑制，癌細胞數有效地減少，此時再配合以中醫中藥，一方面扶正，把因西醫治療而受到損傷的正氣恢復回來；另一方面，達到「根治」的目的。

Q：中藥有這麼多好處，為何至今沒有一個治癌的中藥新藥上市，成為西方醫學認可的癌症治療藥物？

A：許多癌症病人到了末期，西醫宣告無法治療時，大都會尋找中藥偏方，雖大部分失敗了，但有些病人奇蹟式的痊癒，表示中藥的確有些藥方可治療癌症，以西藥理論都無法解釋。

中醫治病採用辨證施治，每個人因病情不同，藥方有加減，正統的中醫在治病時，用在每個人用的藥方不完全一樣，即使同一病人所使用的藥方在發病前、中、後期的用藥也不同，這種用藥方式無法被西方醫學所接受，所以就算中藥能治好癌，也無法成為放諸四海皆準的藥物。

另外，中藥大都採用草本或木本植物為材料，因種植環境、土壤、氣候等因素，不同產地的藥草成份差異很大，成分無法標準化，所以至今無法成為正統的治癌藥物。

Q：中藥的成分這麼複雜，是不是能將它純化，並做到標準化？

A：中藥的特性是靠著各種微量成份共同發揮協同作用，一般而言，只要將中藥單一成分純化出來，通常沒

有很好的藥效，一旦有效都是毒性很高。將中藥單一成分純化後，就是西藥，必須遵照西藥開發的模式來進行，經過毒理、藥理、代謝研究，最後經過人體臨床試驗才能上市成為藥物。從植物中提取有效成分成為 FDA 批准的藥物也不少，例如：大平洋紫杉醇、喜樹鹼、長春花鹼等，上述天然藥物的分子結構都已被鑑定，也可以用化學法大量合成，大家都知道上述三種藥物的毒性很大，是典型的西藥，與中藥完全是兩種不同的藥物。

Q：同樣是一帖中藥為何有些癌症病人吃了有效，而有些人吃了完全無效？

A：首先是癌症的種類、期別不同，接受正統醫療的方式不同，病人正常新陳代謝功能破壞程度不同，所以有些癌症病人吃了中藥效果很好，但是有些人效果不明顯，有些則完全無效。此外，中藥成分的不穩定是造成藥性不一的原因，同一種中藥原料，產地不同，藥效可能相差甚鉅，癌症病人聽說某人吃了某種偏方把癌症治好，自己去中藥店買了相同的藥方，但是沒有效果，可能所買到的中藥與別人買到的中藥成分相差太大，藥名雖同，效果完全不一樣。

Q：癌症病人吃中藥有沒有效，是不是與個人體質差異有關？

A：所有的藥物進人體內後，都會經過消化、吸收、代謝後才發揮功效。人體可以說是一個複雜的反應器，

藥物進入這個反應器後進行各種反應，最後才把終端產物送到全身各處發揮功效。

在中藥的吸收代謝方面，即使最為人忽略的腸內微生物，也扮演舉足輕重的角色。腸內微生物會分泌一些酵素，把中藥的一些成分水解，實驗證明許多中藥成分被腸內微生物酵素水解後才進入體內發揮藥效。人體腸內的微生物大同小異，但是癌症病人經過長期藥物治療後，腸內微生物發生巨大改變，每個病人的差異很大，所以中藥吃下後，代謝模式不同，效果不一。

肝臟是人體最大的體內器官，藥物經過肝門靜脈進肝臟，進行活化、去毒、轉化等反應，最後，才送到全身各細胞發揮藥效。癌症病人經過長期藥物治療，肝臟的代謝功能或多或少發生改變，每個人改變的情形不同，中藥成分被吸收並帶至肝臟後，代謝轉化的程度不同，所以藥效不一。

Q：這麼說來，中藥治癌好像海底撈針，療效完全無法預期？

A：只要克服中藥的缺失，利用中藥治療癌症仍然有揚眉吐氣的一天。美國最大的癌症中心 M.D Andersen 醫學中心，與上海復旦大學癌症醫院合作建立一個專門研究國際傳統醫藥治療癌症的國際中心，所研究的藥物仍以中藥為主，配合針灸及其他精神療法，西洋人都願投入鉅資研究中藥，身為炎黃子孫的我們更應自立自強，把老祖宗的智慧發揚光大。要用中藥治療癌症一定要把

中藥做到現代化、科技化，如此療效就可大幅改善，並非無法預期。

Q：中藥現代化與科技化是否就是所謂的中藥科學化？

A：中醫、中藥是先人用經驗法則歸納出來的邏輯規則，中醫的理論博大精深，中藥的內容更是複雜，但是這些內容都是有系統的學問，例如中藥的四氣、五味、升、降、沈、浮，字面上看來十分抽象，但實質上都是統計歸納的結果，例如中藥的五味分類有酸、苦、辛、甘、鹹，但西藥絕對不會如此分類的。藥書上說「酸能收澀，苦能瀉火，辛能發散，甘能補和，鹹能瀉下及軟幹」，這些藥性事實上都是經驗法則所統計出來的，這種法則在我們在平日食用各種食物時都能得到驗證。中藥是統計與經驗法則歸納的結果，有系統、有組織，實在是一門很精密的科學，只是表達方式不夠科技化、不夠現代化，所以不易被西方醫學及大眾所接受。

中醫、中藥的科學性無庸置疑，中藥治病有其理論，但是到底是什麼成分治病，傳統中醫沒有深入的探討。拜科技的發達，我們可以把中藥作系統性的分析，靠著藥理、毒理實驗，我們可以把中藥的有效成分取出，去除有害成分，把每個有效成分做出指紋圖譜，每批中藥製造完成後做出圖譜分析，做到像人類的指紋一樣，每批產品成分完全相同，這種做法叫做中藥科技化與中藥現代化，能夠將中藥做到科技化與現代化，相信

西方醫學也都會逐步認同中藥。一味的高喊中藥科學化口號，是不會被西方醫學所接受的。

Q：中藥科技化與現代化有什麼原則可循？

A：要做到中藥科技化必須同時注重下面兩個方向：

（1）GAP（Good Agricultulral Practice）從中藥的種源鑑定開始，篩選正確的中藥植物種源。在栽種方面做到標準化，舉凡植物生長的環境、溫度、日照、養分、水分都經過控制，甚至中藥材的採收與貯存都要標準化，如此才能獲得標準化的中藥材。

（2）CMC（Chemistry，Manufacturing and Control）取得標準化的中藥材後，必需經過化學分析，去蕪存菁，剔除不良的藥材，然後在嚴格管控的製程系統中製造，再根據藥物的特性配伍，最後要做好品質管控分析，舉凡微生物、重金屬、農藥、有效物質、劑型控制都是品管分析的重點，能夠遵從上述兩項原則，中藥現代化與科技化一定可逐步落實。

Q：癌症病人接受西藥治療後，正常新陳代謝改變，吃中藥又效果不一，要如何解決這個問題？

A：中藥成分複雜，而人體是一個反應器，會把中藥轉化、代謝，由於癌症病人全身代謝已經改變，吃中藥不一定能得到預期的效果，要改善這個盲點，必須在體外構築一個反應器，把中藥先經過轉化、代謝，如此癌症病人吃下中藥後可望得到預期的效果。

　　不過要在體外構築反應器，轉化中藥，必須先瞭解中藥在體內的代謝情況，在體外構建一套反應器，模擬體內狀況，儘量減少中藥體內轉化、代謝的複雜性，不過到目前為止，醫學界對中藥代謝的研究並非很透徹，唯一被研究得較清楚的是人蔘。

　　在體外構築反應器最困難的是催化劑的選擇，因為人體代謝轉化都是透過酵素來完成，酵素種類很多，而且酵素十分脆弱，碰到酸、鹼、熱，有機溶劑、空氣與水都會失去活性，在體外構築反應器十分困難。要解決此問題，首先要找到體內的關鍵酵素，在眾多酵素中找出代謝中藥的關鍵酵素，然後把酵素固定化，經過固定化後的酵素可以耐受不良環境而不致失去活性。經過多年研究，我們的研發團隊已經找出一些代謝人蔘皂苷的關鍵酵素，並把酵素做固定化，將人蔘的成分通過固定化酵素反應器，就可得到活性代謝產物，利用相同技術，我們正在研究其他各種中藥的體外轉化，希望很快會有突破性的成果。

第 7 章　防癌抗癌聖品──人蔘及人蔘皂苷

本文作者「台灣人蔘皂苷之父」CWM 博士

　　中醫認為正氣低下，邪氣高張，體內失去動態平衡
而導致癌症，故中醫有「正氣存內，邪不可干，邪之所
湊，其氣必虛」之說。中藥防癌治癌，首重提升正氣，
在各種扶正藥當中，效果最廣，作用最強者首推人蔘。
人蔘自古以來即被奉為「群藥之首，百草之王」，被民間
視為救命仙丹。近二十年來有關人蔘抗癌方面的論文不
下百篇，中國大陸已有多種人蔘提取物被列為國家抗癌
新藥，韓國與日本也積極的開發以人蔘為主的抗癌新
藥，預期很快就可上市。本文特就人蔘與人蔘皂苷的抗
癌防癌效果深入的剖析。

　　Q：人蔘有抗癌作用？
　　A：人蔘的防癌效果明確，平日長期食用人蔘者，癌
症發生率明顯降低，吃愈多者，癌症發生率愈低。韓國
癌症中央研究所的 Taik-Koo Yun 教授在韓國 Kanghwa-eup
地區調查 4,675 人的癌症發生情形發現食用人蔘者罹患癌
症的機率明顯降低。以從未吃人蔘者癌症發生率為對照
組，男性每年食用 1-3 次人蔘者（每次食用時間約十
天），罹癌機率降低 42%，每年食用 4-11 次人蔘者，罹癌
機率降低 57%，每個月吃人蔘一次以上者，罹癌機率降
低 75%。女性每年食用 1-3 次人蔘者，罹癌機率降低
19%，每年食用 4-11 次人蔘者，罹癌機率降低 44%，每
個月吃人蔘一次以上，罹癌機率降低 48%，由此項數據
看來，食用人蔘確實有很好的防癌效果，食用次數愈頻
繁者，罹癌的機率愈小。所以健康人平日宜多食用人

蔘，除了改善人體新陳代謝之外，對癌症的預防有明顯的功效。

Q：人蔘種類多，吃哪一種人蔘防癌效果較佳？

A：根據 Talk-Koo Yun 教授的研究結果顯示，食用紅蔘的防癌效果最佳，其次是白蔘的萃取物，新鮮人蔘防癌效果較差，人蔘茶及一般人蔘飲料效果則較不明顯，有些市售人蔘產品只是添加人蔘香料而已，幾乎沒有防癌的效果。

Q：何謂人蔘皂苷，如何命名？

A：人蔘皂苷是人蔘最重要的成分之一，人蔘品質的好壞主要是看人蔘皂苷濃度的高低。人蔘皂苷的命名都用英文字母大寫的 R 開頭，後面接一個小寫的英文字母，所以人蔘皂苷有 Ra、Rb、Rc、Rd、Re、Rf、Rg、Rh、Rk……Rs 等。排列原則以皂苷的極性為標準（極性高者水溶性高），字母排列在前者極性較高，水溶性高，例如 Ra、Rb、Rc、Rd 等。字母排列在後者極性較低，水溶性也較低，例如 Rh、Rk 等。由於人蔘皂苷種類繁多，英文字母不敷使用，每個小寫字母之後尚可加上阿拉伯數字，例如 Rb 系列有 Rb1、Rb2；Rg 系列有 Rg1、Rg2、Rg3 及 Rg5 等。

Q：人蔘皂苷種類這麼多，如何分類？

A：到目前為止，從人蔘莖、葉、白參、生曬參及紅參中共分離出 30 餘種人蔘皂苷。由結構的側鏈差異可將人蔘皂苷分為三大類：第一類為二醇型人蔘皂苷（Protopanaxadiol）在中醫的分類上屬陰，藥性寒涼，第二類為三醇型人蔘皂苷（protopanaxatriol）在中醫的分類上屬陽，藥性溫熱，第三類為齊墩果酸人蔘皂苷（Oleanolic Acid）。三大類皂苷之皂核相同，只是所接之側鏈不同，有些為單一糖分子，有些為雙糖分子。三大類人蔘皂苷的結構如下圖所示：

1. 二醇型人蔘皂苷 (Protopanaxadiol)

$R_1 = OH$, $R_2 = H$: 20(S)-protopanaxadiol

表一　二醇型人參皂苷

Ginsenoside	R1	R2
G-Ra1	-Glc2-Glc	-Glc6-Ara(p)4-Xyl
G-Ra2	-Glc2-Glc	-Glc6-Ara(f)2-Xyl
G-Ra3	-Glc6-Glc	-Glc6-Glc3-Xyl
G-Rb1	-Glc2-Glc	-Glc6-Glc
G-Rb2	-Glc2-Glc	-Glc6-Ara(p)
G-Rb3	-Glc2-Glc	-Glc6-Xyl
G-Rc	-Glc2-Glc	-Glc6-Ara(f)
G-Rd	-Glc2-Glc	-Glc
G-Rg3	-Glc2-Glc	-H
G-Rh2	-Glc	-H
G-Rs1	-Glc2-Glc6-Ac	-Glc6-Ara(p)
G-Rs2	-Glc2-Glc6-Ac	-Glc6-Ara(f)
Q-R1	-Glc2-Glc6-Ac	-Glc6-Glc
N-R4	-Glc2-Glc	-Glc6-Glc6-Xyl

Glc: Glucose;　Xyl: Xylose ,Ara: Arabinose; p: Pyranose; f: furanose

2.三醇型人參皂苷 (Protopanaxatriol)

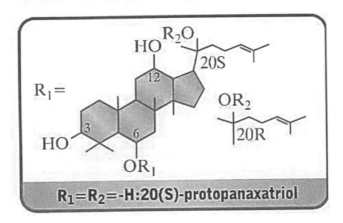

$R_1 = R_2 = -H:20(S)$-protopanaxatriol

表二　三醇型人參皂苷結構

	R_1	R_2
G-Re	-Glc^2-Rha	-Glc
G-Rf	-Glc^2-Glc	-H
20-Glc-Rf	-Glc^6-Glc	-Glc
G-Rg$_1$	-Glc	-Glc
G-Rg$_2$	-Glc^2-Rha	-H
G-Rg$_2$	-Glc^2-Rha	-H
G-Rh$_1$	-Glc	-H
N-R1	-Glc^2-Xyl	-Glc

3.齊墩果酸人參皂苷 (Oleanolic Acid)

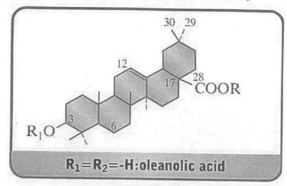

齊墩果酸人參皂苷只有一種-R_0 在結構中 R_1=Glc-^{2}GlcA-;R_2 : -Glc

Q：人蔘皂苷的濃度分佈分佈情形如何？

A：人蔘皂苷的濃度差異很大，以高麗紅參為例，人蔘皂苷 Rb1、Rc、Rg1 及 Re 的濃度最高，人參皂苷 Rh1、Rh2、Rg2、Rg3 的濃度只有 0.001%，由於濃度極低，被稱為稀有皂苷，十萬公斤的人蔘才能分離 4 公斤的稀有皂苷，下表所示為吉林高麗參的皂苷濃度分佈。

表一 吉林高麗紅參的皂苷度分布

人參皂苷	含量(%)	人參皂苷	含量(%)
Ro	0.02-0.03	Re	0.15-0.20
Ra1	0.02	Rf	0.05
Ra2	0.03	Rg	0.05
Ra3	~ 0.001	Rg1	0.1-0.2
Rb1	0.11-0.15	Rg2	~0.001
Rb3	< 0.01	Rg3	~0.001
Rc	0.13-0.15	Rh1	~0.001
Rd	0.15	Rh2	~0.001

Q：人蔘皂苷種類如此多，是否有特定的藥理活性？

A：每一種人蔘皂苷皆有它特定的的活性，如下表所示：

表二　各種人參皂苷藥理活性

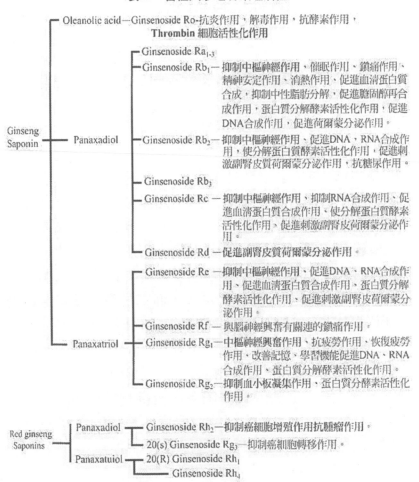

　　由表二所示的人蔘皂苷藥理活性中，我們可發現人蔘皂苷的活性有些是完全相反的，例如人蔘皂苷 Rb1 有抑制中樞神經的效果，而人蔘皂苷 Rg1 有中樞神經興奮效果。人蔘皂苷有雙向調節的功效，要將人蔘皂苷的功效完全發揮，最好將人蔘皂苷分離，再根據需要重新組合。

　　Q：西洋參與高麗參，藥性不同是否與人蔘皂苷的成分有關？

　　A：西洋參與高麗參都是五加科（Panax）植物的根，西洋參的學名為 Panx quinquefolius，高麗參的學名為 Panax ginseng。食用高麗參會有強烈的提神與抗疲勞作用，在中醫的分類上屬陽，食用西洋參有鎮定及舒緩神經的作用，在中醫分類上屬陰。西洋參性寒、味苦，有降壓解熱作用，適用於陰虛火盛，常用於補肺陰、清肺火、治久咳肺萎等症。經過化學分析結果證明西洋參中的二醇型人蔘皂苷 Rb1 含量高，而二醇型人蔘皂苷有安神定魄的功效，所以吃了西洋參後會有鎮定的感覺。

　　高麗參含有豐富的人蔘三醇皂苷 Re 與 Rg1，而此兩種皂苷食用之後可興奮中樞神經，增加蛋白質與 DNA、RNA 的合成，所以食用高麗參之後會有燥熱的感覺。同樣是人蔘，只因人蔘皂苷的成分與含量不同，藥性有明顯的不同，由此可看出人蔘皂苷的重要性。

Q：紅蔘與白蔘有何不同？

A：人蔘收穫之後去皮曬乾或烘乾就是白蔘，紅蔘是將白蔘蒸煮過之後，再使其乾燥，成分由膠質狀態轉為固體狀態，蒸煮過程發生褐化反應，顏色變紅故稱為紅蔘。紅蔘主要是以 6 年生之人參根做為原料，而白蔘則是以 4 或 5 年生之人蔘為原料。通常 6 年生之人蔘，皂苷種類多且成分均衡，故利用 6 年生之人蔘來製造紅蔘。紅蔘因經過特別的蒸煮處理過程，酵素的活性受到抑制，能防止因自體消化作用而引起的成分變質，故人蔘的有效成分得以長期保存。統計中醫方劑中，紅蔘的使用率高於生曬參和白蔘，近來研究發現，紅蔘不但含有和白蔘相同的皂苷，另外含有一些白蔘所不具有的獨特的成分。

日本學者北川勛從韓國紅蔘中分離得到人蔘皂苷 Ro、Rb1、Rb2、Rc、Rd、Re、Rf、Rg1、Rg2、Rg3 和 Rh1，同時也分得紅蔘特有的成分：人蔘皂苷 Rh2、20（R）一人蔘皂苷 Rh1、20（S）一人蔘皂苷 Rg3、20（R）一人蔘皂苷 Rg2。紅蔘中的稀有皂苷含量極少，大約 10ppm，被稱為稀有皂苷，大約十萬公斤的紅蔘才能獲得 1 公斤的稀有人蔘皂苷。

紅蔘的藥效比白蔘好，主要是多了一些稀有皂苷，研究人員從吉林生產的紅蔘也得到相同的結果，證明中國吉林紅蔘也含有與韓國紅蔘相同的稀有皂苷成分。這些稀有皂苷成分，在生曬參和白蔘中不存在，很明顯的，它們是在紅蔘加工過程中形成的衍生物。透過儀器

分析將紅參和生曬參的成份相比較，可以發現紅參中人蔘皂苷 Rh2、Rg2、Rg3、Rk1 及 Rg5 的含量增高了，顯示在紅參加工過程中確有皂苷成分之間的轉化。

Q：韓國癌症中央研究所的 Taik-Koo Yun 教授發現紅參比白參的抗癌防癌效果好很多，原因何在？

A：紅參比白參多了許多稀有人蔘皂苷，如 Rh1、Rh2、Rk1、Rg3、Rg5、PPD 及 PPT 等「衍生物」。這些「衍生物」在中醫的分類上屬陰，藥性寒涼，研究人員對個別的稀有皂苷進行研究，

發現此些稀有皂苷都有極佳的抗癌活性，紅參比白參的抗癌效果，主要是紅參多了一些稀有皂苷。白參中主要的人蔘皂苷為 Re、Rg1、Rb1、Rb2、Rc 及 Rd，這些人蔘皂苷含糖分子較多，進入腸胃道後需經過腸內細菌產生的酶水解成為含糖較少的稀有皂苷才能發揮抗癌活性，紅參在製造過程中就已將部分的糖水解成為抗癌活性較高的稀有皂苷，所以健康人吃紅參比吃白參的抗癌效果好。

Q：癌症病人能否食用人蔘？

A：癌症病人食用人蔘可補充元氣，但人蔘中的人蔘皂苷含量僅有 2-3%，想靠人蔘來抑制腫瘤細胞或防止腫瘤細胞擴散，必須食用大量人蔘，食用大量人蔘容易產生中醫所謂的燥熱現象，包括失眠、便祕、頭暈、血壓上升等不適現象。中醫認為癌症屬於「內熱病」不適合

使用溫熱藥，所以中醫師大都不建議癌症病人使用大量人蔘。

Q：稀有人蔘皂苷既然有有這麼好的抗癌防癌功效，為何至今沒有 FDA 批准的新藥問世？

A：稀有人蔘皂苷 1980 年被發現有抗癌活性之後，世界各先進國家都在積極開發稀有人蔘皂苷的量產技術，但是都沒有工業化的報導，主因是稀有皂苷含量微少，成本過高。有關人蔘皂苷抗癌研究的論文不下百篇，但是將人蔘皂苷開發成為新藥問世者，僅有中國大陸吉林省的亞太製藥有限公司，該公司已將人蔘皂苷 Rg3 開發成為國家一類抗癌新藥。美國、日韓國及加拿大也都在積極開發稀有人蔘皂苷的抗癌新藥，預計不久將有新藥問世。

第 8 章 稀有人蔘皂苷的生產製造

本文作者「台灣人蔘皂苷之父」CWM 博士

Q：稀有人蔘皂苷如何製造？

A：稀有人蔘皂苷是從白參含有的主要皂苷水解而產生，由於水解的效率不高，所出現的新皂苷濃度低，故稱為稀有人蔘皂苷。紅參是由白參經過蒸煮後而得，紅參所出現的稀有人蔘皂苷分子，基本結構與白參的皂苷相似，只是所含的糖分子較少，欲生產特定的稀有人蔘皂苷，必須開發高效率的水解技術。以稀有人蔘皂苷 Rh2 為例，它的母體為人蔘二醇皂苷 Rb1、Rb2、Rc 及 Rd，必須將皂核上大部分的糖分子去除，單獨留下第三位置碳原子上的糖分子。採用化學水解法可以輕易的將糖分子水解，但是要留下一個糖分子困難度很高，必須採用酵素水解法才能將人蔘皂苷 Rb1、Rb2、Rc 及 Rd 的糖分子選擇性的去除，只留下一個葡萄糖分子。

人蔘皂苷 Rb1、Rb2、Rc、Rd 與稀有皂苷 Rh2、Rh3、Rg3 及 Rg5 的結構如下圖所示：

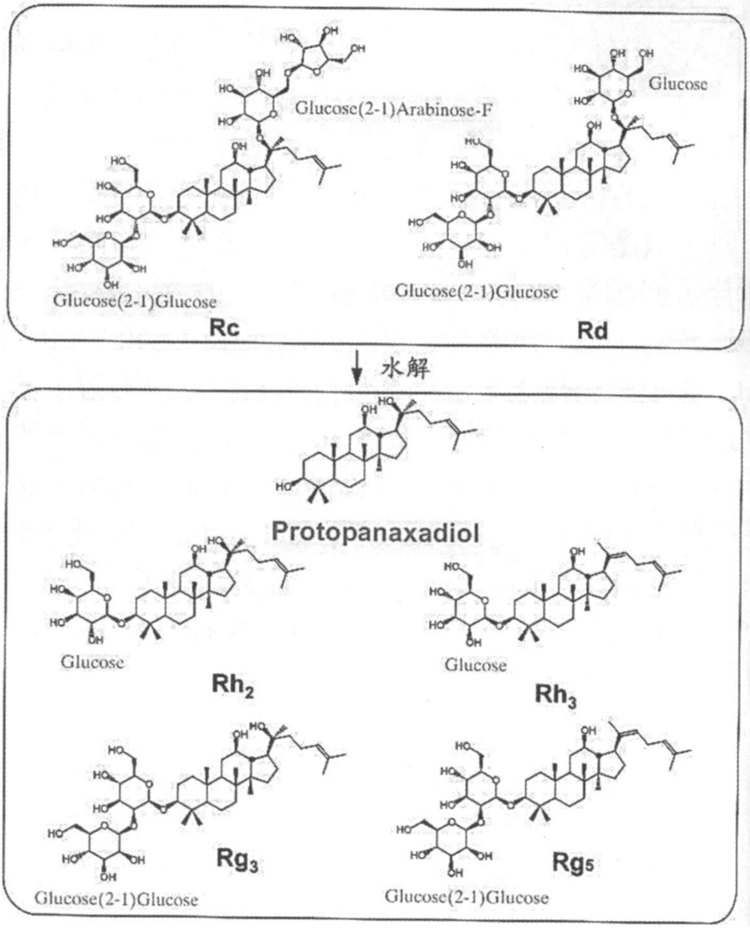
Glucose(2-1)Arabinose-F
Glucose
Glucose(2-1)Glucose
Glucose(2-1)Glucose
Rc
Rd
水解
Protopanaxadiol
Glucose
Glucose
Rh2
Rh3
Rg3
Rg5
Glucose(2-1)Glucose
Glucose(2-1)Glucose

水解稀有人參皂苷的生產流程如下：

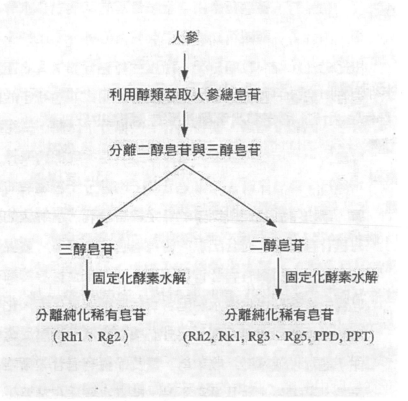

人參

↓

利用醇類萃取人參總皂苷

↓

分離二醇皂苷與三醇皂苷

三醇皂苷　　　　　　　　　二醇皂苷

固定化酵素水解　　　　　　固定化酵素水解

分離純化稀有皂苷　　　　　分離純化稀有皂苷
（Rh1、Rg2）　　　　　(Rh2, Rk1, Rg3、Rg5, PPD, PPT)

Q：為何利用酵素水解法生產稀有人蔘皂苷，有何特色？

A：稀有人蔘皂苷是由含量較豐富的其他皂苷水解而來，由分子結構圖可知稀有皂苷所含的糖分子比較少，但是仍然保留少數糖分子，所以稀有皂苷的生產必需由皂苷中去除一些糖分子，但是又必須保留某些特定的糖

分子，困難度極高。要將皂苷上的糖分子水解，採用酸或鹼皆可，但是酸或鹼的水解都沒有選擇性與特異性，在進行水解反應時，人蔘皂苷分子的糖分子被隨機的解離，無法得到我們所期望的特定稀有皂苷，水解後的稀有皂苷含量低，而且出現的稀有皂苷種類複雜，要提煉其中任何一種稀有皂苷皆很困難，近年來全世界的稀有皂苷生產皆採用化學水解配合管柱層析法來生產。化學水解必須使用有機溶劑，另外必須在高溫及高壓反應條件下進行，成本高收率低，每公斤稀有皂苷的價格高達數十萬美金，而且量產不易。酵素水解法在常溫下進行，產品濃度高，分離容易，所以量產較容易，產品成本較低。

Q：酵素水解法生產稀有皂苷所採用的酵素是哪一種種酵素？

A：人蔘皂苷都含有糖分子，稀有人蔘皂苷與一般人蔘皂苷的差別在於糖分子較少，製備稀有皂苷需將糖分子從皂苷中解離，採用的酵素為糖解酶（Glycosidase）。自然界含有許多醣解酶可以將不同的糖類分解，例如澱粉酶可以將葡萄糖從澱粉中解離，半乳糖酶（Galactosidease）可將半乳糖從乳糖中分解出來。酶有高度的選擇性（Selectivity）與特異性（Specificity），不同的糖分子需用不同的酶來水解。人蔘皂苷所含的糖分子種類多，包括葡萄糖（Glucose）、阿拉伯糖（Arabinaose）、木糖（Xylose）、鼠李糖（Rhamnose）等，所以必須製備

各種酶才能將人蔘皂苷上的各種糖分子一一水解。

Q：為何需用固定化酵素來水解人蔘皂苷？

A：用酵素來水解人蔘皂苷有許多優點，但是最大的挑戰在於酵素的活性保持。酵素是蛋白質，有特定的立體結構，需維持在某一特定立體結構時才有生物活性。酵素十分脆弱，遇到有機溶劑、酸液、鹼液或氧化劑都會改變立體結構而失去生物活性。人蔘皂苷水溶性很低，必須溶解於有機溶劑才能進行反應，把酵素加在含有有機溶劑的人蔘皂苷溶液中酵素立即失去活性，無法進行水解反應。酵素經過固定化之後即可克服上述問題。

Q：何謂酵素固定化？如何用固定化酵素來生產稀有皂？

A：酵素是水溶性液體，由氨基酸連結而成，酵素有特定的三度空間結構，有些氨基酸包埋在內，有些突出在外，當三度空間結構破壞後酵素就失去活性。酵素遇到有機溶劑、酸液、鹼液或氧化劑都會改變立體結構而失去固定的立體結構。

酵素固定化是將水溶性的酵素接著在固體的支撐物上，維持酵素穩定的三度空間結構，遇到不良環境時，酵素的立體結構不會改變。最理想的方式是將水溶性的糖解酶與水溶性高分子結合，再把可溶性高分子固化，此種方式可得到顆粒極細的固定化酵素。因每一種糖解

197

酶的特性不同，固定化方法也有所差異，所以困難度
高。

　　台灣地區有很多研究單位從事酵素固定化研究，發
表了許多論文，但是都無法工業化量產固定化酵素，我
們的研發團隊已成功的完成多種糖解酶的固定化技術開
發並已進行工業化生產。經過固定化後的糖解酶穩定度
大幅提高，可耐受 80 度 C 高溫，在有機溶劑中不致變
性，所以可運用於人蔘皂苷的轉化。將固定化的糖解酶
加在人蔘皂苷溶液中，控制溫度與攪拌速度，即可得到
高濃度與高純度的稀有人蔘皂苷，目前已能工業化生產
的稀有人蔘皂苷有 Rh1、Rh2、Rh3、Rg3、Rg5、Rk1、
Rk2、CK、PPD 及 PPT。根據文獻報導，這些稀有人蔘
皂苷都有良好的抗癌活性。

第9章　稀有人蔘皂苷的抗癌機制

本文作者「台灣人蔘皂苷之父」CWM 博士

Q：稀有人蔘皂苷如何抗癌？

A：有關稀有人蔘皂苷抑癌、抗癌及作為癌症輔助治療的文獻很多，綜合起來，稀有人蔘皂苷抗癌作用有下列幾種方式：

1.提昇天然殺手細胞（Natural Killer Cells）的活性。

2.提昇機體免疫力，不管是細胞免疫或體免疫皆可明顯的提昇。

3.提昇血球細胞的吞噬作用（Phagocytosis）。

4.增加細胞 SOD 的轉錄（Transcription）速率，提高SOD 的活性，去除體內自由基與過氧化物。

5.抑制癌細胞生長，促使癌細胞凋亡（Apoptosis）。

6.抑制癌細胞的 P 一糖蛋白（P-Glycoprotein），降低癌細胞對化療藥物的抗藥性，增加化療藥物的療效。7.提昇骨髓造血功能，降低化療及放療的骨髓抑制。

8.抑制癌細胞的血管增生。

Q：稀有人蔘皂苷如何抑制癌細胞的增長，誘導癌細胞凋亡？

A：有關稀有人蔘皂苷抑癌的研究報告不下百篇，其中最重要的是阻礙癌細胞複製，使癌細胞凋亡。癌細胞與正常細胞的差異不明顯，但最大的差異點在於癌細胞複製速度比正常細胞快。

細胞複製可分為四個階段，即 G1、S、G2，及 M期，G1 期是細胞複製的準備期，S 是細胞複製的基因合成期，G2 是細胞複製的蛋白質表現期。癌細胞複製快，

G1 期極為旺盛，正常細胞複製慢，G1 期較緩和。稀有人蔘皂苷對 G1 期的酵素有抑制作用，G1 期酵素被抑制後無法進入 S 期，DNA 及 RNA 的合成被阻斷，癌細胞的 G1 期被阻斷後細胞無法增殖，已存在的細胞也會逐漸死亡，因為 DNA、RNA 合成受阻，蛋白質無法表現，所以癌細胞的擴散移轉也被遏止。簡而言之，人蔘皂苷抑制癌細胞的功效是阻斷癌細胞的 G1 期（G1 arrested），防止癌細胞的基因合成。

Q：人蔘皂苷如何阻斷癌細胞由 G1 期進入 S 期？

A：癌細胞增殖時複製需要一種因數叫 E2F，E2F 在基因合成時需要一種磷酸化的蛋白質稱為 Retinoblastoma protein（簡稱 Rb），Rb 必須被磷酸化成為 pRb 才能使 E2F 釋放並發生作用，Rb 至 pRb 需要一種蛋白質激酶（Protein Kinase）稱為 Cyclin Dependent Kinase-2（簡稱 CdK-2），人蔘皂苷被細胞攝取之後，增加 CdK 抑製物的合成，CdK 活性降低 50%以下，CdK 降低，pRb 也隨之減少，沒有 pRb，E2F 釋放不利，癌細胞的基因無法合成，停留在 G1 期，遂造成癌細胞的凋亡。

以下流程簡單描述稀有人蔘皂苷的 G1 － arrest 機制：

稀有人蔘皂苷進入癌細胞→CdK 抑制劑濃度提高→CdK － 2 活性降低→磷酸化 Rb（pRb）減少→E2F 釋放被抑制→癌細胞基因轉錄受阻→細胞無法複製→癌細胞停止增長或死亡。

第 10 章　稀有人蔘皂苷的抗癌臨床研究

本文作者「台灣人蔘皂苷之父」CWM 博士

Q：稀有人蔘皂苷的學術研究報導很多，有沒有臨床報告證實人蔘皂苷的抗癌效果？

A：1997 年天津血液學研究所以稀有人蔘皂苷膠囊（含人蔘皂苷 Rh2、Rg3、Rk1、Rg5、PPD 及 PPT，以下簡稱人蔘皂苷膠囊）進行 86 個癌症病人的臨床研究，臨床療效觀察結果為：顯效 68.8%；中效 22.1%；微效 5.8%；無效 3.5%。對中期、中晚期消化道腫瘤（胃腺癌、大腸癌）、非小細胞肺癌、惡性淋巴瘤、子宮頸腺癌有明顯的抑制作用和抗轉移療效，其抗轉移（CT 跟蹤證實 6-24 個月以上不發生新的轉移）臨床有效率 80%以上，對晚期腫瘤能明顯改善生存質量，延長生存期臨床有效率為 85%以上。96%的患者服用人蔘皂苷膠囊後快速補充體能，提高抵抗癌症的能量。97%的患者明顯提高生活質量，減輕臨床症狀，自主症狀得到明顯改善，癌症造成的主要症狀減輕或消除。90.7%的患者局部腫瘤得以控制，抗轉移，縮小腫瘤體積，甚至使腫瘤消失。95%的患者癌的疼痛感明顯減輕或消除。

86 例癌症患者中，男性 55 例，女性 31 例，年齡最小者為 8 歲，最大者為 71 歲。在癌症患者 86 例患者中，晚期癌患者 31 例，中晚期癌患者 55 例，其中：黑色素瘤 6 例，轉移性腦腫瘤 5 例，白血病 6 例，雙腎腫瘤 3 例，食道癌 12 例，胃癌 5 例，淋巴癌 3 例，肺癌 7 例，肝癌 6 例，鼻咽癌 5 例，子宮癌 6 例，乳腺癌 11 例，膀胱癌 3 例，腸癌 4 例，單側腎腫瘤 3 例，原發性腦癌 1 例。上述患者中除一例原發性腦癌無效和 2 例單

腎腫瘤無明顯效果外，其餘 83 例均有效果，有效率為
96.5%。以下將研究結果作一簡述：

一、治療方法
（一）晚期癌患者（生存期 3 個月以上者）單獨服
用人蔘皂苷膠囊治療，不做放射及化學治療。
（二）中晚期癌對放射化學療法不敏感者或放射化
學治療副作用劇烈者、中晚期癌體質弱者或年齡大者，
單獨服用人蔘皂苷膠囊，治療量，以 3 療程（3 個月）為
一個完整治療期、中晚期癌放射化學治療敏感者或體質
較強者，人蔘皂苷膠囊與放射化學治療合併使用，治療
時間繼續服用人蔘皂苷膠囊；中晚期癌尚有機會手術
者，術前服用人蔘皂苷膠囊防止轉移，術後繼續服用人
蔘皂苷膠囊防止復發。
（三）早、中期癌不適宜手術或因其他疾病不能放
射化學治療者，單獨服用人蔘皂苷膠囊，以 3 療程（3 個
月）為一個完整治療期為宜；聯合放射化學治療者或配
合手術治療者同上。

二、效評價標準
（一）轉移標準
腫瘤轉移指惡性腫瘤細胞脫離其原發部位，通過各
種方式的轉運，到不連續的部位繼續增殖生長，形成同
樣性質腫瘤的過程。原有的腫瘤稱「原發瘤」，新形成的
腫瘤為「繼發瘤」或轉移瘤。

（二）療程的規定

一療程：一個月；一個治療期：3 療程（3 個月）。

（三）療效評價標準

1.抗轉移效評價標準：

（1）顯效：分化差、惡性程度高，其 CT 檢查較治療前 6 個月未出現新生轉移。

（2）有效：分化較好、惡性程度較低、生長慢、體積小（腫瘤直徑＜3cm）的 III 期腫瘤治療期結束後，其 CT 檢查較治療前 6 個月未出現新生轉移灶或出現微小轉移灶。

（3）穩定：治療期內 CT 檢查證實推遲了新生轉移灶出現時間的 1/4-1/2 天數，減少了新生轉移灶現數量的 25-50%。

（4）無效：治療期的第一個療程內出現新生移灶。

2.生存質量、生存期、腫瘤緩解率評價；按化療藥療效判定標準執行。

三、臨床療效分析

（一）人蔘皂苷膠囊總療效分析

在 86 例癌症患者自願服用人蔘皂苷膠囊進行治療的情況下，通過臨床療效觀察可知：

1.對 III 期腫瘤的轉移療效較明顯。以轉移灶消失、縮小或不出現新生轉移灶為抗轉移療效評價標準，其臨床抗轉移有效率 80%以上。

2.對晚期癌症有明顯的緩解效果，改善生存質量和延

長生命率，臨床有效率 85%以上。

3.人蔘皂苷膠囊與放射化學療法合併使用治療中晚期癌症有一定的助益，其療效穩定可達 1-2 年以上，明顯優於單獨放射化學治療。

（二）臨床分期、病理類型與療效的關係

1.中晚期癌單獨服用人蔘皂苷膠囊有效控制轉移，並穩定原發病灶；與放射化學療法合併使用則有較高獲得治癒的機會，同時明顯改善臨床症狀，體力記分一般可達 90-100 分。

2.晚期癌（估計尚能生存 3 個月以上者）單用人蔘皂苷膠囊有明顯改善生存和延長生命率的療效。

3.對惡性淋巴瘤、胃腺癌、肺大細胞癌、子宮頸腺癌、轉移性腦癌、腎癌、惡性黑色素瘤有顯著效果。

人參皂苷膠囊臨床療效表

病種	總例數	不同療效的病例數			
		顯效	中效	微效	無效
肺癌	7	5	2	-	-
胃癌	5	4	1	-	-
肝癌	6	4	1	1	-
黑色素瘤	6	4	2	-	-
腸癌	4	2	1	1	-
惡性淋巴癌	3	2	1	-	-
白血病	6	3	3	-	-
食道癌	12	10	1	1	-
乳腺癌	11	9	1	1	-
子宮頸癌	6	5	1	-	-
膀胱癌	3	3	-	-	-
轉移性腦癌	5	3	2	-	-
雙側腎癌	3	2	1	-	-
鼻咽癌	5	2	2	1	-
單側腎癌	3	1	-	-	2
原發性腦癌	1	-	-	-	1
有效例數/總例數	83/86	59/86	19/86	5/86	3/86
累計總有效率	96.5	68.6	22.1	5.8	3.5

顯效：綜合療效評價顯效（CT 檢查抗轉移有效、免疫及常規化驗指標明顯提高、生存質量卡氏評分提高 30 分以上、延長生存期有效），患者明確承認有效並要求連續服用 3-6 療程以上者為顯效。中效：綜合療效評價中效（CT 檢查抗轉移有效、免疫及常規化驗指標明顯提高、生存質量卡氏評分提高 20 分、延長生存期有效），患者明確承認有效並要求連續服用 2-3 療程者為中效。微效：綜合療效評價微效（免疫及常規化驗指標有一定提高、生存質量卡氏評分提高 10 分），患者承認有效並要求連續服用 1 療程者為微效。無效：患者服用 10-15 天內直觀

感覺無效。

四、人蔘皂苷對多種腫瘤的效果

（一）肺癌

1.非小細胞肺癌：

人蔘皂苷膠囊對肺門和縱隔淋巴已發生轉移的中晚期非小細胞肺癌有顯效，單用或聯合化療均可使原發灶縮小約 50%左右，使轉移灶基本吸收。連續服用人蔘皂苷膠囊 3-6 個療程，CT 檢查證實可鞏固上述療效和有效控制轉移 9-18 個月以上（僅為隨訪時間），體力狀況記分（KNS）可由治療前的 70 分提高為 90-100 分，使聲音嘶啞現象消失，食慾明顯提高，精神活力好，體重增加 3-5kg 左右，經常性戶外鍛練活動可連續 3-4 小時。

2.肺線癌：

單用人蔘皂苷膠囊對肺門和縱隔淋巴已發生轉移的中晚期肺癌（高分化或中等分化）有效，可使原發灶穩定（有一定程度的縮小），使轉移灶基本吸收；連續服藥 3-6 療程，可鞏固上述療效，有效控制轉移 9-I8 個月以上（CT 檢查證實），治療期間生存質量明顯提高，使體力記分由治療前的 50-60 分，提高為 80-90 分，咳血現象消失，進食量較好，可從事一般家務勞動。對晚期中央型肺腺癌肝轉移有明顯緩解作用，一般服用 15 天左右可見效，使肝轉移引起的肝區疼痛有明顯的緩解作用，食慾極差轉為食慾及進食量較好，患者由臥床不起轉為可以進行一定量的正常活動；連續服用 3 療程以上，能明顯

提高生存質量，延長生存期 1 年以上。

3.小細胞肺癌：單用人蔘皂苷膠囊對早期小細胞肺癌術後復發腦轉移（初發者）有抑制腦內癌栓形成和發展的效果，連續服 1-3 個療程，一般能控制「三連症」週期性發作的時間，能有效緩解晚期中央型小細胞肺癌上腔靜脈壓迫綜合症。

4.肺鱗癌：單用人蔘皂苷膠囊對中晚期低分化肺鱗癌有效，使原發基本穩定。

（二）胃癌

1.胃腺癌：單用人蔘皂苷膠囊對中期胃腺癌術後有顯效，一般服用 15 天左右可以明顯提高食慾和進食量，使體力基本恢復正常；連續服用 1-3 個療程，CT 跟蹤檢查證實能有效抑制復發和抗轉移達 2 年（僅為隨訪時間）。單用人蔘皂苷膠囊對晚期低分化胃腺癌術後復發、臟器轉移及癌痛有較明顯療效，一般服用 10 天左右即可見效，癌痛明顯減輕，食慾和進食量明顯提高，乏力感明顯減輕；連續服藥 1-3 療程，能明顯提高生存質量，體力記分由治療前的 40-50 分提高為 70-80 分，CT 檢查證實轉移穩定 6 個月以上（僅為隨訪時間）。

2.胃粘液腺癌：

單用人蔘皂苷膠囊對晚期胃粘液腺癌臟器（肝、腎）廣泛轉移者有明顯療效，一般服用 10 天左右即可見效，使食慾明顯提高，由治療前不能吃炒菜和肉類轉為正常進食，連續服用 1-3 個療程，能明顯提高生存質量，體力記分由治療前的 20-30 分提高為 70-80 分，CT 檢查

證實轉移穩定 6 個月以上（僅為隨訪時間）。

（三）肝癌

1.原發性肝癌：

單用人蔘皂苷膠囊或聯合化療對中晚期原發生肝癌有效，能使肝內腫瘤縮小，有效控制其進一步發展和轉移，能明顯抑制肝區疼痛，增強體力和精神活力；連續服用 1-3 個療程，能有效控制轉移和穩定病情 6 個月以上（CT 檢查證實）。單用對晚（末）期原發性肝癌轉移引起的中度疼痛有明顯而持久的鎮痛作用，能有效控制晚期原發性肝癌的消化道症狀，如食慾減退、噁心、嘔吐、腹泄等（止嘔作用尤為明顯）；連續服用 1-3 療程，能提高生存質量，延長生存期 6 個月左右（僅為隨訪時間）。

2.小細胞肝癌：

單用人蔘皂苷膠囊或聯合化療對晚（末）期小細胞肝癌及其骨轉移引起的中度疼痛有明顯的療效，服用一療程，能明顯抑制小細胞肝癌的增殖生長，有效控制腫瘤熱使體溫基本正常，能明顯提高食慾和食量，可增加體重 8-12 公斤左右，明顯提高造血功能，使治療前血小板數極低轉為正常（可由 26X10 的 9 次方/L 提高為 143X10 的 9 次方/L）；連續服用 3 療程以上，CT 檢查證實能穩定控制轉移 8 個月以上，並能有效控制腦轉移出現時間和有效抑制已出現的腦轉移灶進一步發展。人蔘皂苷膠囊能明顯提高晚期小細胞肝癌患者的生存質量，使體力記分由治療前的 20 分提高為 70-80 分，延長生存

期 9-12 個月。

（四）大腸癌（包括直腸癌和結腸癌）

單用人蔘皂苷膠囊或聯合放射、化學治療對晚期低分化大腸癌盆腔、腹腔廣泛轉移引起的腹痛及腰部酸痛有較明顯的鎮痛作用，能明顯提高生存質量（包提高食慾、體力和精神活力、減輕疼痛），延長生存期 6-9 個月以上。

（五）其他癌

1.惡性淋巴癌：

單用人蔘皂苷膠囊或聯合化療對中晚期惡性淋巴癌（化療療效差或無效者）有顯效，能使銷骨和縱隔淋巴結腫大基本吸收或完全消失，連續服用 1-3 個療程，CT檢查證實能有效抑制復發和轉移 18 個月以上（僅為隨訪時間）。體力記分由治療前的 60 分提高為 90-100 分，可正常工作。單用人蔘皂苷膠囊對晚（末）期惡性淋巴癌侵犯肺臟且病情嚴重者（尤其放射、化學療法對呼吸系統損害嚴重）有顯效，能明顯提高生存質量，使呼吸困難（吸氣者》轉為呼吸正常，進食量、體力、精神活力明顯提高，體力計分由治療前的 20 分可提高為 70-80分，延長生存 10 個月以上（僅為隨訪時間）。

2.白血病：

單用人蔘皂苷膠囊或與三尖杉酯鹼等聯合化療對晚（末）期早粒型白血病有效，較明顯減輕骨骼和關節劇痛，提高精神活力和食慾，能延長生存期 3-5 年以上（僅為隨訪時間）。

3.乳腺癌：

單用人蔘皂苷膠囊或聯合放射、化學治療對中晚期乳腺癌（包括術後復發者）有較好的療效，能縮小原發和轉移 40-50%，並能明顯減輕放射、化學治療產生的副作用；連續服用 1-3 療程後，CT 檢查證實能穩定控制轉移 1.5-4 年以上。

4.子宮頸癌：

單用人蔘皂苷膠囊或聯合化療對中晚期子宮頸腺癌有顯效，一般聯合放射治療一療程可使子宮頸癌基本吸收或完全消失，且能有效對抗於冶療產生的副作用，放射治療期間食慾、精神、體力良好；連續服藥 2-3 療程後，患者可正常參加工作和勞動，CT 檢查證實能有效防止復發和轉移 2 年以上（僅為隨訪時間）。

5.膀胱癌：

人蔘皂苷膠囊對中期、中晚期膀胱癌術後有顯效，能明顯增加食慾，一般服用一療程可增加體重 5-10 公斤，使體力恢復到可正常工作和勞動的水準，連續服用 3 療程，CT 檢查證實能有效防止復發和轉移 2 年以上。

6.轉移性腦癌：

人蔘皂苷膠囊對轉移性腦癌有顯效，能明顯減輕疼痛，增加食慾，增加體力，能使腫痛體積縮小 30-50%，術後連續服用 3-5 個療程，可有效防止復發 3-5 年。

7.腎癌：

人蔘皂苷膠囊對腎癌有顯效，服用 7 天可使血尿減少或趨於正常。10-15 血尿正常，體質增強，改善睡眠，

可使腫瘤縮小 30-60%體積，連續服藥 12 個月以上，身體恢復正常，5 年以上未見轉移現象。

Q：何謂卡氏生活質量評分？

A：各種癌症治療癌方法無法確切的治癒癌症，但是許多治療方法可以改善病人的生活品質，使病人過得較有尊嚴的生活，現今臨床上被應用最多的是蘇聯科學家 Karnofsky 所提出的評介標準：

病人狀況	分數
一切正常、無不適或病症	100
能進行正常活動，有輕微病症	90
勉強可進行正常活動，有輕微症狀或體症？	80
生活自理，但不能維持正常活動或工作	70
生活偶需照顧，但能照顧大部分個人的需求	60
需要頗多的照顧及經常的醫療護理	50
失去生活能力，需要特別照顧及幫助	40
嚴重失去生活能力，要住院，但暫未有死亡威脅	30
病重，需住院及積極支持治療	20
垂危	10
死亡	0

　　癌症病人的評分一般都在 30-50 分之間，任何一種藥物，只要能將癌症病人的評分由 30-50 分提升至 70 分以上，都屬於有效的藥。

　　癌症病人經過長期的放療與化療之後，體力衰退，行動力薄弱，食慾不振，卡式評分在 30-50 分間，使用人蔘皂苷之後可明顯提升至 70 分以上。

第 11 章　國際期刊有關稀有人蔘皂苷 Rh2 的研究報導摘要

本文摘自人蔘皂苷研發人 CWM 博士之著作

《癌症學》1996.12.20；110（1-2）：193-200

一、　人蔘皂苷 Rh2，在 G1/S 過渡期通過選擇性誘導蛋白質 P27kipl 的表達阻斷肝癌細胞的分裂

Lee KY, Park JA, Chung E, Lee YH, Kim SI, Lee SKCollege of Pharmacy, Seoul National University, Kwanak-Gu, South Korea

摘要

　　已有報導說，人蔘皂苷 Rh2，（G-Rh2）可以抑制肝癌細胞的增殖。流動血液細胞計數分析結果也表明，人蔘皂苷 Rh2 能在 G1/S 過渡期阻斷細胞分裂週期。在細胞內人蔘皂皂苷 Rh2，可以打亂利用 Cyclin E-Specific 抗體沉澱免疫的 Cyclin E-dependent 激酶的作用機制。打亂此激酶作用機制的 50%，大約需要 0.75mmol（IC50）。免疫斑點分析結果表明，人蔘皂苷 Rh2，以劑量依賴性的方式選擇性的誘導 p27kipl 細胞的表達，然而對 cyclin E，cdk2 和 p21WAF1 沒有影響。另外我們的數據表明，高於 10mmol 劑量的人蔘皂苷 Rh2，可以減少 cdc25A 的蛋白水準。通過整理這些數據我們可以斷定，人蔘皂苷 Rh2，通過選擇性誘導蛋白質 p27kipl 的表達，阻斷 G1/S 過渡細胞分裂。並且人蔘皂苷 Rh2 能相應的打亂 cyclin E-dependent 激酶的作用機制，由此抑制癌。

《抗癌藥物》1991.22（1）：63-67

二、 通過 Rh2，體外抑制人類卵巢癌細胞的增殖及其在體內對順鉑的輔助作用

Kikuchi Y, Sasa H, Kita T，Hirata J, Tode T, Nagata I 日本 Saitama 國立國防部醫學院婦產科系

摘要

通過運用同源細胞系（HRA）研究人蔘皂苷 Rh2 在體內和體外對人類卵巢腫瘤生長的作用，體外同源細胞系的增長在 10-100 微摩人蔘皂苷 Rh2 的劑量下被抑制。它的 DNA，RNA 和蛋白質組合體的生長在超過 15 微摩人蔘皂苷 Rh2 的劑量下被抑制。但是，同源細胞系在裸鼠體內的移殖並沒有明顯被人蔘皂苷 Rh2 抑制住。相反地，當用順鉑與 10 微摩人蔘皂苷 Rh2 一起給藥時，在接種 31 天後，腫瘤生長明顯被抑制，並且生命得到延長，這不僅與未給藥組進行了比較，還與單獨給順鉑和單獨給人蔘皂苷 Rh2 組進行了比較。這說明順鉑和人蔘皂苷 Rh2 有協同作用。通過監控體重和血球數，在研究中人蔘皂苷 Rh2 的濃度並沒有引起任何副作用。

《J 藥物化學》1992.8.21 35（17）：3130-3135

三、 新型有機金屬標識雌二醇生物的合成體和類似物：一種結構類同關係

Amouri H, Vessieres A, Vichard D, Top S, Gruselle M, Jaouen G 日本 Isnikawa 金澤醫科大學病理學系

摘要

　　連接在糖鏈上的 PNA（花生凝聚素）包含體用 B16M14 細胞和他們的變種（B16F1，16F10 和 B16BL6）在實驗下轉移，通過用人蔘皂苷 Rh2 檢查，這樣提高了 PNA 結合到細胞表面的程度，而沒有增加伴刀豆球蛋白或小麥細菌凝聚素的結合程度。PNA 結合到細胞表面的程度與 Rh2 處理過的 B16M4 細胞在實驗下的轉移能力增加，如果在細胞注射前用 PNA 處理細胞，那麼這種實驗轉移能力將被抑制。伴刀豆球蛋白和小麥細菌凝聚素不具有這種抑制作用。PNA 結合程度的增加能夠在分子量 75000-85000 的糖蛋白上觀察到，這被認為是由於減少了糖鏈結合 PNA 在這些糖蛋白上的 sialylation，在細胞表面增加和分子量 75000-85000 的糖蛋白聯繫在一起，儘管 Rh2，的作用機制還未完全清楚，但 Rh2 可減少糖鏈結合 PNA 在分子量 75000-85000 的糖蛋白上的 sialyation，抑制 B16 黑素瘤細胞轉移能力。

《癌症學》1997.12.16 121（1）：73-81

四、 在人蔘皂苷 Rh2，誘導細胞凋亡過程中通過 Bcl-2-insens-itive 途徑蛋白酶 caspase-3 的活化

Park JA, Lee KY, Oh YJ, Kim KW, Lee SK 韓國釜山國立大學自然科學院分子生物學系

摘要

我們已經證實，人蔘皂苷 Rh2（G-Rh2）一種貝有達瑪烷骨架的人蔘皂苷，通過 DNA 斷裂分析，流式細胞光度法和改變細胞結構法，能誘使人類肝細胞瘤 SK-HEP-1 細胞凋亡。Ac-YVAD-CMK 或者 Ac-DEVD-CHO 能有效地防止 G-Rh2 誘導的 DNA 斷裂，標誌著在細胞凋亡過程中有類似 caspase 的蛋白酶捲入。另外，G-Rh2 還誘導蛋白酶 caspase-3 變成一種活躍形態（pl7）。在穩定的 Be1-2 狀態，G-Rh2 也能誘使 DNA 斷裂，但星形孢菌素誘導的 DNA 斷裂被完全阻滯。當它作用於野生型細胞時，G-Rh2 包含有誘導 SK-HEP-1 細胞凋亡的作用，它可以通過 BcI-2-insensitive 對 caspase-3 起作用，並伴隨有 PARP 分裂的蛋白水解作用。

J Cancer Res Clin Oncol 1993; 120 （1-2）：24-26

五、　口服人蔘皂苷 Rh2，對裸鼠帶有的人類卵巢癌細胞（HRA）具有抑制作用

Tode T, Kikuchi Y, Kita T， Hiratat J, Imaiumi E, Nagata I Department of Obstetrics and Gynecology, National Defense Medical Collage, Saitama, Japan

摘要

　　最近從亞洲人蔘的根部乙醇提取物中，分離得到了兩種新的化合物 Rh2 和 Rh1。Rh2（Rh1 不能）已被發現對人工培養的 B16 黑瘤細胞有抑制增長的作用。我們已經證實，Rh2 對人工培養的人類卵巢癌細胞的增殖具有抑制作用。我們檢測了口服人蔘皂苷 Rh2 對腫瘤增長以及對帶有人類卵巢癌細胞的裸鼠存活率的影響。通過皮下注射接種到裸鼠的右側肋腹 10 的 6 次方 HRA 細胞，接種量為 2mg/kg。7 天後，連續 5 週，每週用 cis-diamminedichlo roplatium（II）（順鉑）對內部腹膜產生一次影響。將 Rh2，溶於純乙醇中，並用蒸餾水調整到 1、15 和 120mmol/L。並且從接種了腫瘤細胞的第二天開始給小鼠每天口服 0.4ml，連續 90 天。每天檢測腫瘤體積，血紅細胞數和小鼠體重。在腫瘤接種後的 56 天和 63 天，接受 Rh2 治療群體的腫瘤體積有明顯的減少，服用了 15mmol/L 和 120mmol/L Rh2 的裸鼠，其腫瘤明顯被抑制。且與接受 cisplatin 治療的存活者相比，接受 Rh2 治療的存活者，其壽命也明顯被延長。目前為止，在小鼠

體內沒有發現任何毒副作用。

Nippon Sanka Fujinka Gakkai Zasshi 1993，11; 45
（11）：1275-1282

六、　載有人類卵巢漿液包囊腺癌的裸鼠通過服用人蔘皂苷 Rh2，可以明顯抑制其腫瘤增長

Tode T, Kikuchi Y, Hirata J, KiTa T, Imaizumi E, Negata I
Department of Obstetrics and Gynecology, National Defense
Medical Collage, Saitama, Japan

摘要

在帶有人類卵巢癌細胞（HRA）的裸鼠體內，我們檢測到了口服人蔘皂苷 Rh2，對腫瘤增長有抑制作用。首次試驗結果表明，每天服用 30mmol Rh2，能顯著抑制腫瘤增長。因此，在第二次試驗中，從腫瘤細胞被接種到小鼠體內的第一天開始，每天分別給小鼠服用不同劑量的 Rh2（分別是 1、15、30、60、120mmol），連續 91天。Rh2 的治療對 HRA 產生了顯著的阻滯作用。尤其是與採用 CDDP 治療和未被治療的小鼠相比，每天服以15、30 和 120 mmol 劑量 Rh2，的小鼠，其腫瘤生長顯著被抑制，並且有 50%存活下來的裸鼠壽命顯著延長。對接受 Rh2 治療的所有小鼠的觀察結果表明，Rh2 沒有任何毒副作用。含有 Rh2 的紅蔘正被廣泛利用，並製成了口服用藥。根據目前研究，我們認為，含有紅蔘成分Rh2，的口服藥，對移植到裸鼠體內的人類卵巢癌細胞的增長有很強的抑制作用。

Arch Pharm Res. Vol 22，No5，448-453，1999

七、 人蔘皂苷 Rh2，不依賴 Bc1-2，Bc1-XL 和 Bax 獨立的誘導神經膠質瘤細胞凋亡

Young Sook Kim, Sung Ha Jin, you Hui Lee, Shin II Kim and Jong Dae Park Korea Ginseng and Tobacco Reseach Institue, Taejon 305-345, Korea

摘要

使用人蔘皂苷 Rh2 處理鼠神經膠質癌細胞，可以誘導細胞凋亡，電子顯微鏡觀察到細胞形態的變化：細胞收縮，染色質凝聚、細胞固縮等凋亡現象。進一步研究證實，人蔘皂苷 Rh2 誘導凋亡的機理與 Bc1-2，Bc1-XL 或 Bax 相關途徑無關。

Life Sciences，63（3），33-40，1999

八、　人蔘皂苷 Rh2，誘導鼠 C-6 膠質瘤細胞凋亡與形成細胞內活性氧和 caspase 家族蛋白有關和 Bc1-XL 途徑無關

Hyun-Eui Kim, Jae, H.Oh, Seung Ki lee，Young J.Oh
Department of Biology, Yonsei University College of Science, Seoul120-179

摘要

　　實驗使用鼠 C6 神經膠質瘤細胞，來研究人蔘皂苷 Rh2 的抗腦瘤效果。研究發現人蔘皂苷 Rh2 的確可誘導細胞凋亡，因為試驗中觀察到了 DNA 碎片的出現、細胞形態變異、ROS 產生以及 caspase 蛋白的高活性等細胞凋亡特徵。進一步研究證貿人蔘皂苷 Rh2，誘導鼠 C-6 膠質瘤細胞凋亡與形成細胞內活性氧的形成和 caspase 家族蛋白有關，和 Bc1-XL 途徑無關。

Life Sciences Vol.60，NO.2pp.PL 39-44，1997

九、 人蔘皂苷 Rh2，抑制處於 G1 期小鼠培養細胞 Cdk2 活性的作用

Rakahide Ota, Masayo, Maeda, Shizuo Odashima, Jun Ninomiya-Tsuji and Masaaki Tatsuka Department of Pathology, Kanazawa Medical University, 1, Daigaku, Uchinada, Ishikawa 920-02 [T.O.，M.M.，S.O] , Japan

摘要

處於細胞週期 G1 期的 R16 黑色素瘤細胞的細胞週期蛋白激酶 CDK2 的活性受人蔘皂苷 Rh2 的抑制，使細胞停留在 G1 期，同樣也在 BALB/c3T3、A31-1-1 和 A31-1-13 細胞系中觀察到了此現象。這些抗癌機理為人蔘皂苷 Rh2 及其衍生物的研究提供了幫助。

Int J Oncol 14（5），869-75，1999

十、　人蔘皂苷 Rh2 抑制人類乳腺癌細胞 MCF-7 增殖

Oh M, Choi S, Chung H, Kim K, Kim SI, Kim DK, Kim NDDepartment of Pharmacy, Pushan National University, Puan 609-735, Korea

摘要

　　已有許多關於人蔘皂苷 Rh2，抗多種癌症作用的報導。本文發現人蔘皂苷 Rh2 顯著抑制 MFC-7 腫瘤細胞的生長，並呈現劑量依賴關係，使細胞停留在 G1 期。經 Rh2 處理的細胞，其細胞週期蛋白水準下降，而抑制 Cdk2 活性的 p21WAF1/CIPI 水準上升；試驗過程中 Rh2，顯著降低磷酸化 pRb 的水準和轉錄因數 E2F-1 的水準，這說明人蔘皂苷 Rh2 抑制癌細胞增殖是由於上述四個原因引起的。

第 12 章　附錄

1. 太空養心丹，證明「預防和治療全身性疾病」，中藥勝西藥

香港南華早報 2008.9.26 報導：

《中國太空人服中藥，健康勝歐、美、俄等國》

2007 年中國宇航中心和比利時魯汶天主教大學共同對太空人返回地球後身體狀況做檢查。結果顯示，中國太空人的健康狀態最佳；歐、美、俄等國太空人返回地球後，脈搏、血壓、心血管等身體機能都顯示不正常，但中國太空人大部分都正常。

中國宇航中心主任李勇枝說，秘訣就在於中醫學所強調的身體「陰陽調和」。李勇枝說，「西方宇航員在失重狀態下引起健康異常，然後通過不同症狀獲得治療處方。但中國宇航員卻利用維持身體陰陽調和的處方。」一般而言，太空員在失重狀態下會出現眩暈、疲勞、嘔吐、免疫力下降、骨頭鈣質流失等症狀。還有，在密閉空間作業會引起壓力大和頭疼失眠，中國宇航員為解決這些問題，服用了「太空養心丹」。

大陸太空人比老美勇

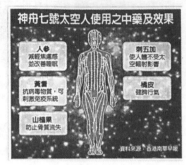

神舟七號太空人使用之中藥及效果

人參
減輕焦慮感
並改善睡眠

刺五加
使人體不受太
空輻射影響

黃耆
抗病毒物質，可
刺激免疫系統

橘皮
健脾行氣

山楂果
防止骨質流失

資料來源：香港南華早報

失、免疫系統改變、貧血與神滾弱等。

大陸科學家匯集了許多傳統知□，希望把太空人健康問題對任□的衝擊降至最低。

李勇枝指出，美國前聯邦參議□ Jake Garn於1985年搭乘發現號□空梭上太空時，就曾經出現由□重力、太空輻射與密閉空間等

中國航天員中心與比利時魯汶大學進行的共同研究顯示，大陸太空人返回地球後的身體狀況，比俄羅斯或歐洲太空人都要好。

研究報告中說，「在太空短時間停留後，中國太空人心血管神經系統的運作模式，與俄羅斯或歐洲太空人非常不同」，大陸太空人返回地球後，不僅氣力較多，

的健康檢查顯示，他們的狀況比許多美國太空人要好，例如每次心跳所推動的血液較多，回到地球後的心跳速度也比美國人慢。

她表示，這都要歸功於他們服用的中藥，其中一種稱為「太空養心丹」，服用時機是太空人在微重力環境下突發心臟病的時候。

太空養心丹由多種中藥成分製

說明：太空症狀與化、放療產生的副作用，都屬於全身性症狀，太空養心丹的主要成份與人蔘皂苷的主要成分，人蔘、黃芪、刺五加相同（證據，見上圖）。
（證據，上圖摘自 2008.9.30 經濟日報）

2. 摘自《癌症病友使用保健食品大調查》來源 ——癌症希望基金會

　　癌症希望基金會針對癌症病友最常諮詢的保健食品，執行了全台首次「癌症病友使用保健食品大調查」；調查發現，國內高達 8 成 2 癌友曾服用保健食品，目的除強身健體、治療疾病外，甚至有人因保健食品中斷癌症正規治療。癌症希望基金會嚴正呼籲，保健食品沒有治療疾病的實證依據，使用保健食品前記得「停‧看‧聽」。

癌友平均服用 4.3 種保健食品，越擔心、越晚期、用越多

　　調查發現，國內高達 8 成 2 病人罹癌後曾使用保健食品，平均服用 4.3 種，甚至有癌友前後吃了 13 種保健食品；其中越晚期的病人服用越多種保健食品，第四期病人平均服用 5 種；越擔心自身疾病者也會使用比較多保健食品。更有 7% 癌友前前後後吃了超過 10 個品牌的保健食品。

癌友最常使用的前 5 大類保健食品：營養補充飲品、維他命、麩醯胺酸、礦物質和多醣體

　　以類別來看，癌症病友食用的前 5 大類保健食品依序是：營養補充飲品、維他命、麩醯胺酸、礦物質及多

醣體類。從單一產品來看，速養療❶、安素❷、維他命
B 群、倍力素❷及鈣片是癌友最常用的前 5 大保健食
品。癌症病人主要從醫療人員、親朋好友、癌症病友獲
得保健食品資訊，其中，醫療人員又是主要資訊來源
❸。

【註釋】

❶癌友常用第一名「速養療（麩醯胺酸）」：手術或化、放療後病人
常服用速養療-麩醯胺酸（Glutamine）來增強免疫力及幫助組織修
復。但國外研究發現，麩醯胺酸對癌友沒效，而且會增加死亡率。
和信放射腫瘤科主任鄭鴻鈞也呼籲「全面勸止病人使用
Glutamine」。延伸閱讀 Google 搜尋《放療化療，該不該吃麩醯胺
酸？》

❷癌友常用第二名「安素」與第四名「倍力素」：安素是什麼？簡單
的說，就是牛奶與豆漿，外加綜合維他命的混合物。倍力素是什
麼？就是安素加上高單位魚油和膳食纖維。延伸閱讀 Google 搜尋
《我對安素與倍力素的身家調查》。又《乳癌與牛奶》作者乳癌轉移
4 次，發現乳癌與前列腺癌的元兇，竟是牛奶！

❸醫療人員是癌症病友獲得保健食品資訊的主要來源，由此顯示，
保健食品不是醫療人員的專業領域，因此容易誤判。

3. 保健器材，抗癌功效如何？

　　眾多保健器材都宣稱具有抗癌功效，然而「癌症如同森林大火」，保健器材的滅火威力究竟如何？功效顯著或只是杯水車薪？以下是我的調查與研究：

（1）電解水機

　　日本人為了要中和胃酸治療胃病，才發明高鹼度的電解水來代替胃藥中和胃酸。但台灣在抗癌名醫的推廣下，電解水機已成為許多癌患的必備器材，到底電解水是否有助抗癌？

　　林杰樑醫師說：「喝電解水沒有必要，腎臟會自動調節身體的酸鹼值」又說：「水質不乾淨反而會產生有害人體的重金屬」。台大醫學院呂鋒洲教授也表示：「假如電解水機接用的水源水質不好……對人體健康反而有危害。」義大醫院中藥科吳宗修藥師說：「體內長期鹼性過多，也可能會引起腎臟的傷害，並且造成很多莫名來源的疾病。」

　　1989 年起電解水機在傳銷的推廣下風靡全台，我、同事與親友 10 多人都購買電解水機。根據我的體驗，喝電解水很快就會小便。如果整天喝電解水，我牙齦就會浮腫且全身不舒服。因此每天只喝 250CC 持續半年，然而我的健康並沒有改善。我詢問同事、親友使用心得，

僅一人說剛開始喝大便有較為順暢，但一段時間後我看他們都把電解水機給汰換掉了。

（2）SPA 水療機

　　兩位癌友見證說，SPA 水療機可減輕放化療副作用。因此我購買五台水療機，其中一台是德國進口（含遠紅外線、超音波、臭氧、負離子），除自己體驗也給親友體驗。我剛開始使用感覺全身氣血通暢有改善一些健康，但時間久了就發現流汗太多身體反而變虛弱。水療機的問題有：1.癌友能否使用應諮詢醫師意見。2.水溫太高可能產生危險。3.每天泡澡要消耗一大缸水，多數人難持久。4.下半身浸泡在熱水裡可能影響生理機能。5.單純泡澡、泡溫泉也有相同功效。

（3）遠紅外線床墊

　　日本進口含遠紅外線、負離子，及直流電加熱到攝氏 42 度，宣稱具有抗癌功效的床墊。兩位醫師在我面前為它做見證，告訴我說：「這產品對我健康幫助很大」所以我被說服一次購買 16 床來做試驗。除了自己體驗，我還把床墊免費提供給親友、護理師與癌友體驗。追蹤結果，有一人表示睡眠品質變好，而我剛好相反，只要接觸床墊就睡不著。其中一位護理師想懷孕卻一直沒懷孕，她大約使用一年多便懷孕，但這期間她也採用多種助孕方法，因此無法證明是床墊功效。其他人經過半年、一年、三年體驗，均表示沒有功效紛紛退回床墊。

另外兩位是傷科，一人使用後表示效果良好，一人表示沒有效果。

小結

　　以上器材對健康多少有幫助，但從以上體驗、觀察顯示，拿它們來做為癌症輔助治療僅對少數人有明顯功效，對大多數人功效不明顯，其療效真相，還需更多研究。歡迎讀者提供親身經驗，作為癌友參考。

4. 糖尿病與稀有人參皂苷的臨床研究報告

　　科學實驗證明稀有人參皂苷可提高胰島素分泌、控
制糖尿病人的血糖與保護腎臟功能。
　　（1）根據人體臨床試驗結果證明，Rg3、Rg5、Rk1
能有效控制糖尿病人的血糖。

專利　申請　授權

Pharmaceutical composition for preventing and treating diabetes or glucose control abnormality comprising ginsenosides
US 7985848 B2

摘要

The present invention relates to a composition for preventing or treating diabetes or blood glucose control abnormality comprising ginsenosides Rg3, Rg5, and Rk1 from natural substances; a use of a mixture comprising ginsenosides Rg3, Rg5, and Rk1 for the manufacture of a medicament for preventing or treating diabetes or blood glucose control abnormality; or a method for preventing or treating diabetes or blood glucose control abnormality by administering a therapeutically effective amount of mixture comprising ginsenosides Rg3, Rg5, and Rk1 to a subject. The present composition can effectively prevent or treat diabetes, blood glucose control abnormality, and complication thereof.

公開號	US7985848 B2
出版類型	授權
申請書編號	US 11/908,947
專利合作條約的 (PCT) 拓號	PCT/KR2006/000985
發佈日期	2011年7月26日
申請日期	2006年3月17日
優先權日期 ⑦	2006年3月18日
繳費狀況 ⑦	已付費
其他公開專利號	US20080234207, WO2006096604A1
發明人	Sung-Sick Woo, 另外 7 個項目 »
原專利權人	Unigen, Inc.
匯出書目資料	BiBTeX, EndNote, RefMan
專利引用 (11)、非專利引用 (11)、被以下專利引用 (1)、分類 (9)、法律事件 (4)	
外部連結:	美國專利商標局、美國專利商標局專利轉讓訊息、歐洲專利局

2011年美國專利揭示，紅參稀有人參皂苷Rg3,Rg5,Rk1 能有效控制
糖尿病人的血糖。

人參皂苷Rg3、Rg 5、Rk1是紅參特有的稀有物質，根據人體臨床試
驗結果證明，食用Rg3、Rg 5、Rk1對糖尿病人的血糖控制有明顯助益

說明

RELATED APPLICATIONS

This application is a 35 U.S.C. §371 national phase application of PCT/KR2006/000985 (WO 2006/098604), filed on Mar. 17, 2006, entitled "Pharmaceutical Composition for Preventing and Treating Diabetes or Glucose Control Abnormality Comprising Ginsenosides," which application claims the benefit of Korean Patent Application Serial No. 10-2005-0022781, filed on Mar. 18, 2005.

TECHNICAL FIELD

發明所有權 (5)

1. A process for preparing a composition for treating diabetes or lowering blood glucose levels comprising ginsenosides Rg3, Rg5, and Rk1 comprising the steps of:

(i) treating ginseng with 50% to 100% concentrated acid at 50-80° C.;

(ii) steaming the treated ginseng at a temperature of from 50° C. to 110° C. for 0.5 to 15 hours; and

(iii) extracting the processed ginseng.

（2）人體實驗人參皂苷 Rg3+Rg5+Rk1 具有降低飯後血糖的功效。

2014年 人參研究期刊第38期， 239-243 頁

人參水解物抗糖尿病的8週雙盲臨床試驗研究

23名健康人， 空腹血糖濃度> 5.6 mM（ 100 mg/dl ）， < 6.9 mM（ 124 mg/dl)， 隨機分成2組，對照組 11人，試驗組12人。 試驗組食用人參水解萃取物（ 960 mg/D)， 試驗連續進行8週， 8週後測定23人的飯後血糖， 測定結果發現， 食用人參水解萃取物的12人， 飯後血糖明顯比對照組11人要低。 研究結果顯示， 人參水解後的提取物具有降低飯後血糖的功效。(註:人參水解物主成份為人參皂苷Rg3+Rk1+Rg5)。

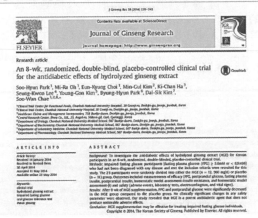

（3）人參皂苷 Rg3 明顯改善腎功能下降與腎壞死。

Therapeutic potential of 20(S)-ginsenoside Rg$_3$ against streptozotocin-induced diabetic renal damage in rats

Ki Sung Kang[a], Noriko Yamabe[a], Hyun Young Kim[b], Jeong Hill Park[b], Takako Yokozawa[a]

⊞ Show more

糖尿病患者血糖增高，產生糖化蛋白與NDMA受體拮抗物，容易導致腎功能下降與腎壞死。食用稀有人參皂苷Rg3可抑制糖化蛋白質的產生，抑制NDMA受體拮抗物的產生。 動物試驗證明，使用稀有人參皂苷Rg3之後， 糖尿病鼠的血清葡萄糖降低， 糖化蛋白減少， 腎壞死現象明顯改善。 European J. Pharmacology, 591, 266-172(2008)

Abstract

The inhibitors of advanced glycation endproduct and oxidative stress, as well as N-methyl-D-aspartate (NMDA) receptor antagonists have received considerable interest because of their close association with renoprotective effects. The therapeutic potential of 20(S)-ginsenoside Rg$_3$ (20(S)-Rg$_3$), isolated from Panax ginseng, against streptozotocin-induced diabetic renal damage, was investigated in this study. The diabetic rats received 5, 10, and 20 mg/kg body weight/day of 20(S)-Rg$_3$ orally via gavage for fifteen consecutive days. The physiological abnormalities such as increases in water intake and urine volume of diabetic rats were significantly decreased by the 20 mg/kg body weight of 20(S)-Rg$_3$ administration. The elevated serum glucose, glycosylated protein, and thiobarbituric acid-reactive substance levels in diabetic rats were also significantly reduced by the 20(S)-Rg$_3$ administrations. Moreover, the renal dysfunction of diabetic rats was significantly ameliorated by the 20(S)-Rg$_3$ administrations in a dose-dependent manner. These beneficial effects on diabetic renal damage were related to the inhibitory effect of 20(S)-Rg$_3$ against NMDA receptor-mediated nitrosative stress.

Keywords

Advanced glycation endproduct; Oxidative stress; N-methyl-D-aspartate receptor; 20(S)-ginsenoside Rg$_3$; Streptozotocin-induced diabetes

（4）人參皂苷 Rh2 增加胰島素分泌降低血濃度。

2006年臨床實驗藥理與生理學期刊地33期，　27-32頁
人參皂苷Rh2增加胰島素分泌降低血糖動物試驗

老鼠注射人參皂苷Rh2（ 0.1-1.0 mg/Kg體重）60分鐘，　明顯降低血漿葡萄糖濃度，
增加胰島素與 C-胜肽鍊胰島素的濃度。　研究結果顯示人參皂苷Rh2是一具
有潛力的糖尿病輔助治療劑。
（註: C-Peptide 是胰臟製造胰島素（Insulin）過程的副產物，沒有任何生理作用，
但是在監測胰島素分泌上扮演著重要的角色，在臨床上檢查C-Peptide是用來
評估糖尿病患者尚存有多少自行分　泌胰島素的能力）

Clin Exp Pharmacol Physiol. 2006 Jan-Feb;33(1-2):27-32.

Increase of insulin secretion by ginsenoside Rh2 to lower plasma glucose in Wistar rats.

Lee WK[1], Kao ST, Liu IM, Cheng JT.

⊕ Author information

Abstract
1. The aim of the present study was to clarify the role of ginsenoside Rh2 as the active compound in Panax ginseng root for lowering plasma glucose in animals. 2. Plasma glucose was assessed using the glucose oxidase method. Changes in the levels of insulin and C-peptide in plasma were measured by ELISA using commercially available kits. 3. After intravenous injection into fasting Wistar rats for 60 min, ginsenoside Rh2 (0.1-1.0 mg/kg) decreased plasma glucose in a dose-dependent manner. In parallel with the decrease in plasma glucose, increases in plasma insulin levels, as well as plasma C-peptide, were observed in rats receiving the same treatment. These effects of Rh2 were reversed by atropine (0.1-1.0 mg/kg), but not affected by the ganglionic nicotinic antagonists pentolinium or hexamethonium (both at 7.5 mg/kg). 4. Disruption of synaptically available acetylcholine (ACh) using an inhibitor of choline uptake (hemicholinium-3; 1-10 microg/kg) or an inhibitor of vesicular ACh transport (vesamicol; 1.5-3.5 mg/kg) abolished the actions of Rh2. In addition, physostigmine (0.1-0.5 mg/kg), at a concentration sufficient to inhibit acetylcholinesterase, enhanced the actions of the ginsenoside Rh2. Thus, mediation of the effects of Rh2 to enhance insulin secretion by ACh released from nerve terminals can be considered. 5. Blockade of the increase in plasma insulin and the plasma glucose-lowering action of Rh2 by 4-diphenylacetoxy-N-methylpiperidine methiodide (4-DAMP; 5-10 microg/kg) indicates the participation of muscarinic M(3) receptors. Increases in plasma C-peptide level induced by Rh2 were also sensitive to 4-DAMP. 6. The results of the present study suggest that ginsenoside Rh2 has the ability to increase insulin secretion as a result of the release of ACh from nerve terminals that then stimulates muscarinic M(3) receptors in pancreatic cells. This finding shows the mechanism for the plasma glucose-lowering action of ginsenoside Rh2, that is one of the major principles contained in P. ginseng root. Thus, ginsenoside Rh2 may be applied as an adjuvant for the management of diabetes.

11

（5）人參皂苷 Rg3、Rg5、Rk1 對糖尿病的腎破壞有保護效果。

2013年人參研究期刊第37期， 379-388頁
熱處理人參與糖尿病腎壞死

腎病是一型與二型糖尿病最嚴重的併發症， 目前的治療效果不佳。 研究結果顯示，人參對糖尿病病人有降血糖、降血壓功效.熱處理人參對糖尿病的腎破壞有保護效果。人參經過熱處理後非極性的人參皂苷Rg3, Rg5, Rk1增加， 實驗結果顯示熱處理人參的腎臟保護效果主要成分是Rg3, Rg5, Rk1。 Rg3, Rg5, Rk1透過抗氧化機制來保護腎臟。

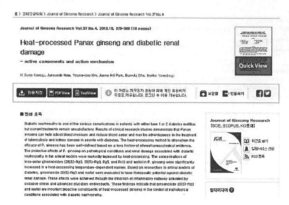

（6）人參皂苷 Rg3，提高胰島素分泌，對糖尿病人
有明顯降血糖功效

Pharmaceutical Society of Japan

748　　　　　Notes　　　　　Biol. Pharm. Bull. 31(4) 748—751 (2008)　　　　Vol. 31, No. 4

食用人參皂甘Rg3，提高胰島素分泌58%，對糖尿病病人有明顯降血糖功效

20(S)-Ginsenoside Rg3 Enhances Glucose-Stimulated Insulin Secretion and Activates AMPK

Min Woo Park,[a] Joohun Ha,[b] and Sung Hyun Chung[*,a]

[a] Department of Life and Nanopharmaceutical and Department of Pharmaceutical Science, Kyung Hee University; Seoul 130–701, Korea: and [b] Department of Biochemistry and Molecular Biology, Kyung Hee University School of Medicine; Seoul 130–701, Korea. Received November 11, 2007; accepted January 4, 2008; published online January 15, 2008

Although *Panax ginseng* has been widely used in oriental countries for pharmacological effects such as anti-diabetic, anti-inflammatory, adaptogenic and anti-fatigue activities, the active ingredient is not yet fully identified. In our preliminary studies, protopanaxadiol ginsenosides showed the insulin secretion-stimulating activity. In HIT-T15 cells, Rg3 enhanced the insulin secretion in a concentration dependent manner. This effect, however, was almost completely abolished in the presence of diazoxide (K^+ channel opener) or nifedipine (Ca^{2+} channel blocker). Oral glucose tolerance test (OGTT) was also performed using ICR mice and Rg3 suppressed the blood glucose levels from rising by enhancing an insulin secretion at 30 min after administration. From these studies, we may conclude that Rg3 lowered the plasma glucose level by stimulating an insulin secretion and this action was presumably associated with ATP sensitive K^+ channel. Next, to explore the hypothesis that ginsenoside Rg3 epimers may exhibit differential effects, glucose-stimulated insulin secretion activity and phosphorylation of AMP-activated protein kinase (AMPK) were compared between 20(S)- and 20(R)-ginsenoside Rg3. 5 μM of 20(S)-Rg3 enhanced the glucose-stimulated insulin secretion by 58% compared to the control, but 20(R)-Rg3 did not show any effect. In C2C12 myotubes, 20(S)- and 20(R)-Rg3 both markedly phosphorylated AMPK and acetyl-CoA carboxylase (ACC), although 20(R)-Rg3 showed a little less effect. Taken together, our results suggest that ginsenoside Rg3 epimers showed differential activities, and 20(S)-Rg3 epimer exhibited the higher pharmacological effects in insulin secretion and AMPK activation than 20(R)-Rg3. The novel characteristics of 20(S)-Rg3 may be a valuable candidate for anti-diabetic agent.

Key words　20(S)-ginsenoside Rg3; diabetes; ATP sensitive K^+ channel; oral glucose tolerance test; AMP-activated protein kinase

5. CWM 博士是「台灣人蔘皂苷之父！」

　　CWM 博士的父親早年罹癌，他從台大博士班開始就一直在研究治癌良方。走遍世界各地，拜訪無數中西名醫，發現中西醫整合是治癌最佳途徑。博士任職工研院 23 年帶領團隊先後完成：味精、離氨酸、工業酵素、頭孢素 C 及降血脂劑的發酵製程開發，並將成果移轉給國內大藥廠。最後因為開發出中藥抗癌史上劃時代的發明－人蔘皂苷 Rh2 專利製程，因而離開工研院成立生技公司，繼續開發 Rh2、CK 抗癌製劑。

　　博士是台灣人蔘皂苷的開創者、拓荒者，在稀有人蔘皂苷的研發上總共獲得中華民國兩項專利：Rh2 專利〔公告號：I243681〕與 CK 專利〔公告號：I295994〕。博士歷經無數挫敗，最後終於研發出活人無數的「新一代人蔘皂苷」，博士對人蔘皂苷的研究貢獻重大，稱他為「台灣人蔘皂苷之父」乃實至名歸。

　　本人與 CWM 博士合作 10 多年，博士為人客氣寬厚、學貫中西、博學多聞、口才流利。博士積極推廣正確的抗癌理念，提攜後學、照顧晚輩，是我在癌症方面的啟蒙老師，是我們協會的導師。博士也著作多本稀有人蔘皂苷的抗癌書籍。

CWM 博士

學歷
- 1974 年輔仁大學生物學學士
- 1976 年清華大學分子生物學碩士
- 1983 年臺灣大學醫學院生化學博士

經歷
- 1978 年~1983 年工業技術研究院聯合工業研究所副研究員
- 1984 年~1999 年工業技術研究院化學工業研究所研究員、正研究員、應用微生物研究室主任
- 1999 年~2001 年工業技術研究院生物醫學工程中心醫藥技術組副組長

第 13 章　問答篇

Q1.中醫師說癌症病人不能吃人蔘，「稀有人蔘皂苷複方」是否有疑慮？

A1.本產品提取人蔘的稀有皂苷及多醣，此兩種成份在國外已被開發成抗癌新藥，本產品並非把人蔘直接服用，所以不用擔心服用後腫瘤會變大。

Q2.「稀有人蔘皂苷複方」如何抑制腫瘤？

A2.☑促使癌細胞凋亡（抑制 G1 期的酵素）。

☑提升機能的免疫力，以對抗癌細胞。

☑提高自然殺手細胞（NK cell）的活性。

☑抑制癌細胞的 P-糖蛋白，減少癌細胞的抗藥性，增加化療藥物的療效。

☑提昇骨髓造血功能，降低化療及放療的骨髓抑制。

☑.減少癌細胞對糖份的利用，減緩腫瘤的增長。

Q3.哪些人適合服用「稀有人蔘皂苷複方？」

A3.☑接受放化療之癌症患者。

☑癌症病人治療完成後的追蹤保養期間。

☑癌症病人被醫生宣告放棄治療，進入安寧療護期者。

☑糖尿病人提高胰島素分泌、控制血糖與保護腎臟。

☑手術過後元氣不足者。

☑正常人養生保健，尤其是有癌症家族史者。

☑心臟疾病全身無力者。

☑長期靠類固醇藥物治療發炎及腫痛者。

☑免疫低下容易感冒者。

☑體質過敏者，如過敏性鼻炎患者。

☑洗腎病人體力愈來愈差者。

Q4.「稀有人蔘皂苷複方」有何功效？

A4.☑降低化放療藥物的抗藥性。

☑減輕化放療藥物的副作用。

☑穩定免疫機能（對健康人及病人皆有效）。

☑提昇癌症病人的生活品質。

☑增加病患的體能。

☑提高腸胃吸收效能，避免營養不良。

☑健康人服用，遠離癌症，提昇抗病能力。

Q5.「稀有人蔘皂苷複方」對那些癌症有效？

A5.本產品是保健食品，具扶正祛邪的功效，故任何癌症都可以服用，尤其是接受高劑量放化療治療之癌症患者。一般而言，對乳癌、肺癌、鼻咽癌、皮膚癌，急性淋巴性血癌的效果最為明顯，其他各種癌症只要是進行放、化療者，都有一定的功效。

Q6.癌症病人什麼時候服用「稀有人蔘皂苷複方」較恰當？

A6.手術開刀前 3 天暫停使用，手術過後待傷口沒紅

腫、化膿後就可繼續使用。放化療之前服用，可以提昇
癌症患者之體力；放化療期間或放化療之後服用可減輕
放化療所引起之毒副作用，如嘔吐、口腔潰爛、心臟毒
性、肝臟毒性、腎毒性及神經毒性、掉髮、疲倦、厭食
等症狀。癌症治療後的觀察保養期可長期服用，降低癌
症的復發率。

Q7.「稀有人蔘皂苷複方」如何服用？

A7.標準建議服用量為一天 3 次，一次 3 顆，飯前服
用吸收較好。化放療副作用出現明顯時，一天 3 次，一
次 5-6 顆。正常人保養一天 2-3 顆。

Q8.服用「稀有人蔘皂苷複方」多久會有效果？

A8.視個人體質而定，通常服用後約 1~2 天體力明顯
好轉，減輕疲勞感、胃口變好。

Q9.腸胃吸收差，服用「稀有人蔘皂苷複方」有沒有
幫助？

A9.癌症病人腸胃吸收差，主要是患者接受化放療導
致腸胃細胞的損壞，而造成吸收困難，本產品可以幫助
黏膜細胞再生及修復，故對腸胃吸收差的患者是有幫助
的。

Q10.服用「稀有人蔘皂苷複方」會不會有燥熱現象？

A10.人蔘的三醇型皂苷和揮發油是引起燥熱感的主因，本產品經過高科技萃取轉化，三醇型皂苷含量稀少而且經過轉化，人蔘的揮發油在加工過程中也已去除，所以服用本產品一般不會感到燥熱。少數人服用本品仍有燥熱感，是因為新陳代謝加速，水份攝取不足，多喝水即可降低燥熱現象。

Q11.請問健康人服用「稀有人蔘皂苷複方」有無防癌效果？

A11.韓國癌症中央醫院的 T.K.Yun 教授進行長期調查，發現食用紅蔘的人甚少得癌，後來發現紅蔘中的稀有皂苷 Rh2、CK、Rg5、Rk1 具有很好的防癌效果，而本產品稀有人蔘皂苷比紅蔘高出很多，所以長期使用對防癌有相當程度的助益。

Q12.可以跟其他藥物同時服用？
A12.服食其他藥物，建議隔開一小時。

❖簡表：世界第一的癌症療法

科學

西醫 為代表
西醫必要？根據 2012 年癌症登記資料統計，癌患若未在確診後 3 個月內接受常規治療（治癌 5 大方式：手術、化療、放療、標靶、免疫療法）1 年之內的死亡率比及時就醫者高出 3 倍，因此罹癌後應盡速就醫。

西醫的優勢與缺失
西醫治癌以殺滅癌細胞為主，不管是手術、放療還是化療，大都能迅速而有效地大量殺滅癌細胞。但，①不管採用哪一種方法，都會對人體造成創傷，並為癌症復發、轉移創造有利的條件。②最高只能殺死 99.99% 的癌細胞，殘存的癌細胞須仰賴其他方法來根除。③手術及化放療副作用大，患者必須承受很大痛苦，許多病人最後逃避治療。④化療、標靶實施一段時間後癌細胞容易產生抗藥性，所有藥物難以發揮療效。⑤免疫機能被破壞，殘存的癌細胞伺機坐大，復發機率很高。

自然

自我健康管理 為代表
「自我健康管理」就是靠自己與家人，運用自然的物質、方法來恢復健康。因身體本身即具自我修護、康復能力；回歸自然的生活方式，就能找回身體的自癒力。西醫之父希波克拉底曾說：疾病的療癒，是透過自身的自癒力，醫師只是從旁協助而已。北京中醫藥大學郝萬山教授說：真正高明的醫生不在醫院，在你身體中。心要靜、身要動、營養均衡不過剩，這是歷代各門派的養生三大法寶。

自我健康管理（自然療法）的內含就是做好「健康的五大因素」：❶飲食，多吃蔬菜和穀類，少外食，避免油炸、燒烤、甜食、醃漬品、菸酒。❷生活作息，病人須充分休息和睡眠。晚上十點之前就寢，才能讓荷爾蒙分泌正常、免疫系統充分充電。❸運動，運動使人心情開朗，免疫增加，代謝循環食慾都變好。每天至少運動半小時，走路、爬山、慢跑、單車、游泳、泡澡任何形式的運動都好，運動到出汗程度。❹環境，親近無染的生命

醫師意見	四要素：①「地」腳踩大地，接收大地能量，但小心赤腳易受傷②「水」喝乾淨的水，過濾、煮沸再飲用。③「火」每天曬太陽15分鐘補充陽氣及維他命D。④「風」室內保持通風，到鄉野呼吸新鮮空氣。❺心理健康：好的信仰，好的心情，親人的關懷支持都是最好的心藥。另外，閱讀、旅行、交新朋友，換個新環境，到鄉下或山上從事農作、園藝也是走出人生低谷的良方。
①美國癌症醫生大衛‧阿格斯說：癌症跟身體系統出問題有關，在全身的功能異常狀況下，不太能光靠手術或毒物就能解決。②放射腫瘤科楊友華醫師說：西醫其實只有扮演「緊急煞車」的動作，如何能根治癌症及避免復發轉移，我一直寄望中草藥及個人調理能有所突破。③罹癌的陳衛華醫師說：有些癌症患者不幸治療失敗，多半是因為在進行治療的過程中，會帶來身體的不適、免疫力降低等副作用，以致體力不支，無法完成治療。有一些人則是因為在治療過程中免疫力下降，遭到細菌感染而死亡，真正死於癌症的並不多。④陳榮洲醫師表示：癌患五年生存率低，主因是化、放療毒副作用，引起病人無法對抗殘餘癌細胞的自衛能力，及化療引起癌細胞的抗藥性。	岡本裕醫師《90％的醫生都誤解癌症》說：「罹癌之後首要克服的就是恐懼…醫生只是協助病人治療癌症的專家，癌症是全身性的疾病，唯有病人大徹大悟改變自己的生活習慣、思考方式，改善身體內在環境，讓癌細胞無法生存，才有辦法治癒癌症」如何才能克服恐懼、大徹大悟？歷史證明「聞思修」佛法乃最佳選擇。
中醫藥 為代表 優良中藥，能彌補西醫缺失 優良的癌症中藥複方具有廣泛功能，能彌補西醫的缺點和不足，包括：①降低化療、放療副作用，減輕治療痛苦。②降低癌細胞抗藥性，提升化療、標靶的療效。③抑制癌細胞的成長與血管增生，降低轉移復發機率。④促進新陳代謝，排	**宗教 為代表** 對長壽者的研究發現，心靈主導生理健康，信仰是心靈安定的力量，並帶來源源不絕動力。宗教能保障我們來生繼續存在，並且過著無限的快樂。探索宇宙人生真理，找到生命的出路與歸宿，將是每個人一生中最重要的功課。

除毒素，疏通經絡，暢通氣血，祛除癌體質。⑤改善虛弱體質，幫助病人活得更久，活得更好。⑥恢復免疫機能，讓免疫力清除癌細胞，防止癌症復發。

治療全程都適用
①治療前：中醫理論認為，接受西醫強力治療前，應先補足正氣，讓氣血充沛，經絡通暢，再接受治療效果最佳。②正在做西醫治療：減少副作用，降低感染與併發症、降低癌細胞抗藥性，增加西醫療效。③已做完治療：修護受傷的組織器官，恢復免疫系統與生理機能，防止癌症復發。④癌末及被放棄者：幫助癌友活得更久，活得更好，甚至創造奇蹟。

優良中藥之「精華」
1.癌症生技中藥：10多年來我們進行癌症市場調查，比較各種癌症保健食品的功效，目前已知「新一代稀有人蔘皂苷複方」口碑最佳，因此它可作為中西醫整合治療的優先考慮。

2.傳統中藥：中醫師治癌，偏向調理體質，冷者熱之，熱者寒之，依個人體質不同，提出對應的治療藥物。

世界著名學者對佛教之評論
①愛因斯坦說：「如果有一個能夠應付現代科學需求，又能與科學相依共存的宗教，那必定是佛教…人生最後的領域，最後只能在佛教中找到答案！」
②諾貝爾文學獎得主，英國羅素博士說（Dr.Bertrand Russell）：「各宗教中，我所贊成的是佛教……」③英國鮑樂登博士（Dr.Bernard L.Broughton）說：「……佛教為今日人類之救星！」④美國薩拉乃扶夫人（Mts.Miriam M. Salanave）說：「……佛教在今日，正與科學同樣的嶄新而適用。何以故？因為佛法是以顛撲不破的真理為基礎故」⑤英國韋爾斯（Herbert George Wells）博士說：「佛陀的根本教義：是從古至今最銳利圓滿的真理……」⑥英國璐曼乃斯教授（Prof.NormanBaynes）說：「佛教是文明病的聖藥……它開拓我們的眼光，給人智慧……」⑦法國龍思蓓蕾女士說：「佛教高尚、純正的教義……正可以解決人類所面臨的種種問題……」⑧德國哲學家尼采說：「佛教是歷史上唯一真正實證的宗教。」

修持佛法的利益
①心靈得到滿足，降低暴飲暴食、縱慾等肉體上需求。②心中有愛，增進人際互動，促進身心

非藥物之「精華」 刮痧、推拿、拔罐、針灸、氣功、瑜珈、太極拳、靜坐、音樂療法、芳香療法……均可暢通經絡，幫助氣血運行，放鬆身心，維持人體小宇宙的陰陽平衡，身體自然會趨向健康。 傳統	健康。③心開意解，化危機為轉機。④心中有依靠，抵抗壓力能力自然提升。安詳、平和的心靈，更有助於身心健康。⑤確立自我，求生意志更為堅強。⑥回歸自然的生活方式，淨化身心靈，找回身體的自癒力。提升免疫機能、防止癌症復發及延長存活期。⑦了解宇宙人生真理，做自己生命的主人。⑧佛力加持，疾病痊癒，眾苦解脫，身心安樂。⑨佛力加持，生活富足，無有匱乏，諸根聰利，智慧增長。⑩臨命終時，佛菩薩現前，迎接往生佛國淨土，獲得無上的智慧、神通、永恆的幸福快樂。 信仰

國家圖書館出版品預行編目資料

癌症的最終解答・首部曲：18 年探索找到最佳的
保健食品／張金鐘著. －二版.－臺中市：張金
鐘，2022.11
　　面；　公分
ISBN 978-626-01-0610-2（平裝）
1.CST：癌症 2.CST：通俗作品
411.3　　　　　　　　　　　111015856

癌症的最終解答・首部曲：
18年探索找到最佳的保健食品

作　　者　張金鐘
校　　對　張金鐘
出版發行　張金鐘
　　　　　LINE ID：m9.a789
　　　　　電話：0919-880177（請盡量利用Line簡訊）
　　　　　地址：台中市潭子區勝利八街53巷69弄43號
設計編印　白象文化事業有限公司
　　　　　專案主編：黃麗穎　　　經紀人：徐錦淳
經銷代理　白象文化事業有限公司
　　　　　412台中市大里區科技路1號8樓之2（台中軟體園區）
　　　　　出版專線：（04）2496-5995　　傳真：（04）2496-9901
　　　　　401台中市東區和平街228巷44號（經銷部）
　　　　　購書專線：（04）2220-8589　　傳真：（04）2220-8505
印　　刷　基盛印刷工場
二版一刷　2022 年 11 月
定　　價　500 元

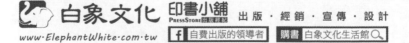

白象文化　印書小舖 PressStore　出版・經銷・宣傳・設計
www.ElephantWhite.com.tw　f 自費出版的領導者　購書 白象文化生活館